Se libérer DE L'ALIMENTATION ÉMOTIONNELLE

ISBN :978-2-412-06393-4
Dépôt légal : avril 2021
Imprimé en France par SEPEC - 07781210211

Illustrations : Capucine Deslouis
Correction : Ségolène Estrangin – L'Atelier du livre
Mise en pages : Valérie Boukobza - Cipanga

Édition First, un département d'Édi8
92, avenue de France
75013 Paris – France
Tél. : 01 44 16 09 00 – Fax : 01 44 16 09 01
Email : firstinfo@efirst.com
Site Internet : www.editionsfirst.fr

IMPRIM'VERT®

Les ateliers
DU
MIEUX-VIVRE

Se libérer
DE L'ALIMENTATION ÉMOTIONNELLE

JULIE ROGEON

F1RST
ÉDITIONS

SOMMAIRE

Avant-propos

Si ce livre se trouve entre vos mains, ce n'est probablement pas le fruit du hasard. Le titre et le sujet ont dû vous interpeller. Nous sommes tellement nombreux à nous poser des questions sur notre relation avec l'alimentation : pourquoi est-ce que je mange ? Pourquoi je n'arrive pas à m'arrêter de manger quand je n'ai plus faim ?

Ces interrogations sont courantes et suscitent beaucoup d'incompréhension et de désarroi. On peut souvent entendre en réponse : « Tu n'as qu'à t'arrêter de manger, ce n'est pas si compliqué ». Mais si justement, ce n'est pas évident et ça peut être le combat de toute une vie. Alors comment fait-on ? Quelle est la solution miracle ?

Ces questions, je me les suis posées de nombreuses années. Ce que j'appelle l'« alimentation émotionnelle », parce qu'il faut bien lui donner un nom, a été le cœur de ma vie pendant de longues années de souffrances silencieuses, d'incompréhension et d'errance thérapeutique, jusqu'à ce que je trouve les clés qui m'ont permis de sortir de ce cercle infernal.

On me demande souvent comment j'ai fait, quelle a été la recette miracle. J'aimerais de tout cœur vous dire qu'elle existe et pouvoir vous la transmettre, mais ce serait un mensonge. Il n'y a pas de solution magique, il y a autant de solutions que d'individus. La bonne nouvelle, c'est que si vous êtes en train de lire ces lignes, vous êtes en chemin pour la trouver.

Sachez que, dans ces pages, j'ai pris le parti de ne pas, ou très peu, donner de conseils en nutrition. Chacun connaît les grands principes à respecter pour avoir une vie saine et une santé optimale. Ce qui nous intéresse ici, c'est de comprendre pourquoi il y a une dichotomie entre ce que vous souhaitez et votre quotidien.

Ce livre, je l'ai écrit pour partager avec vous tout ce que j'ai pu découvrir au cours de mon cheminement personnel et professionnel, car je suis intimement convaincue que tout cela vous aidera à vous en sortir. J'y ai réuni toutes mes recherches, connaissances théoriques, conseils et exercices pratiques. Certaines parties vous attireront plus que d'autres en fonction de votre vécu. Inspirez-vous de ce qui vous touche le plus.

Sa lecture vous permettra de faire des liens et de mieux appréhender la façon dont vous fonctionnez. Comprendre soulage, permet de s'accepter avec plus de compassion, et marque un grand pas dans le processus de guérison. Je vous inviterai ensuite à vous mettre en action avec de nombreux exercices pour transformer votre quotidien et votre relation avec votre alimentation. Cette partie va vous demander du courage pour vous mobiliser et de la persévérance, car votre cheminement ne se fera pas en quelques heures. La patience et l'optimisme seront vos meilleures alliées.

Je vous souhaite un beau voyage à la découverte de vous-même !

Mon histoire

Mon rapport à la nourriture a commencé à changer assez tôt, probablement avec l'arrivée de la puberté. Je me revois aller manger des gaufres industrielles nappées de chocolat avec de gros morceaux de sucre qui croustillent sous la dent. Une, deux, puis trois, sans comprendre pourquoi. Sans décoder cette pulsion qui me rappellerait sans cesse vers la cuisine, centre de ma vie et de mes interdits.

Ce qui pouvait être perçu comme de la gourmandise s'est ensuite mué en troubles du comportement alimentaire avec par moments un besoin irrépressible de manger, une sorte d'injonction, comme si quelque chose s'emparait de moi. C'est à ce moment-là que la lutte a commencé. Il fallait résister, maigrir à tout prix, contrôler, ne jamais lâcher. Avec les régimes, j'ai continué à me déconnecter de mon corps et de mes ressentis. C'est la balance qui a pris le rôle de mon baromètre intérieur et c'est mon poids qui dictait mon humeur et ma valeur. C'est d'ailleurs étonnant, je me souviens des périodes de ma vie en fonction de mon poids et non de mes émotions.

Je me rendais bien compte que quelque chose clochait, que mon combat quotidien n'était pas partagé par mes amies. J'ai cherché longtemps seule à faire taire cette maladie que je ne considérais pas comme telle. Chaque début de semaine était un nouveau départ entre légumes vapeurs insipides et séances de sport.

Et puis, à un moment donné, j'ai compris qu'il me fallait de l'aide. Alors je suis partie à la recherche de la recette miracle. Qui détenait la baguette magique apte à me libérer de la dictature de la nourriture ? J'ai tenté beaucoup de choses aussi censées que saugrenues et j'y ai laissé un sacré pécule. En vain. Chacune des rencontres et expériences que j'ai faites m'a évidemment apporté des briques de compréhension, mais sans les changements escomptés. Le poids de l'alimentation se faisait toujours sentir.

Un jour j'ai compris qu'il fallait que j'arrête de placer mon pouvoir dans les mains des autres, que personne n'allait apporter la solution à mes problèmes sur un plateau d'argent. Personne d'autre que moi. Je me suis regardée en face et j'ai pris la responsabilité de ce que je vivais sans m'incriminer. J'ai décidé que j'allais m'en sortir en m'entourant de thérapeutes en qui j'avais confiance et qui n'essaieraient pas d'empiéter sur mon libre arbitre ni d'influencer ma vérité.

Ma guérison a été un long chemin. En cherchant à enterrer la hache de guerre avec la nourriture, j'ai appris à me découvrir, à m'aimer et à me respecter. L'alimentation n'est plus le cœur de ma vie, mais un grand plaisir qui ravit tous mes sens. Je suis en paix avec elle. Et quand il m'arrive de manger de grandes quantités par gourmandise ou parce que je suis allée trop vite, je dis simplement « J'ai trop mangé ». J'ai confiance en mon corps, si je l'écoute il se régule.

Avec le recul, je suis heureuse et je ressens de la gratitude d'avoir eu des troubles alimentaires. Sans eux, je n'aurais pas tant exploré, vécu et je ne serais pas la personne que je suis aujourd'hui. Peut-être pouvons-nous regarder nos souffrances, aussi intenses soient-elles, comme une opportunité.

Les ateliers DU MIEUX-VIVRE

Mieux comprendre

L'ALIMENTATION ÉMOTIONNELLE

Les sources de l'alimentation émotionnelle

Nos émotions : origine, mécanisme et classification

Qu'est-ce qu'une émotion ?

Les émotions sont le fruit d'un processus physiologique commun à tous les êtres humains, quels que soient nos origines, notre culture ou notre mode de vie. Elles sont dites « universelles ». Pas de doutes, nous sommes tous égaux à ce niveau-là !

Le mot « émotion » vient du mot « émouvoir », qui provient lui-même du mot latin *emovere*. La première lettre *e* signifie « hors de », et *movere*, « mouvement ». Étymologiquement, il s'agit donc de mettre en mouvement quelque chose de l'intérieur vers l'extérieur. L'émotion n'est ni plus ni moins que de l'énergie en mouvement.

Une émotion prend vie à l'intérieur de nous en réaction à un événement extérieur ou à la projection que nous nous faisons d'une hypothétique situation. Son intensité est subjective, car elle est variable en fonction des individus et témoigne de la façon dont nous sommes touchés.

Une émotion est caractérisée par une réaction du corps, comme des palpitations, et une réaction de l'esprit qui peut nous pousser à agir très rapidement si nous percevons un danger quelconque. L'émotion est brève et ne dure que quelques minutes si nous la laissons circuler librement sans essayer de la contenir.

Parcours physiologique d'une émotion

Les émotions prennent forme dans notre cerveau limbique, souvent décrit comme le « siège de nos émotions », qui regroupe principalement l'amygdale, l'hippocampe et l'hypothalamus.

Nos émotions apparaissent sans même que nous en ayons conscience. Au départ, l'un de nos sens capte une information (image, son, goût, odeur, toucher) et la transmet à notre « centre de tri », le thalamus sensoriel. Celui-ci va ensuite décider d'orienter l'information vers deux chemins : un court et un plus long.

- Le chemin court : en cas de danger potentiel ou avéré, l'information est directement transmise à l'amygdale (agressivité, peur, anxiété) pour que nous puissions réagir rapidement.

- Le chemin plus long : l'information est envoyée vers le cortex cérébral, qui va l'analyser. Elle est ensuite orientée vers l'hippocampe, où elle est traitée et comparée à des situations analogues que nous avons déjà vécues. L'idée est d'évaluer le danger potentiel par rapport à des expériences passées. Nous pouvons imaginer l'hippocampe comme une sorte de grande bibliothèque dans laquelle sont rangées les empreintes émotionnelles de nos souvenirs. Après que l'information aura été étudiée et comparée à ce que nous avons déjà vécu, l'analyse de celle-ci est transmise à l'amygdale.

Peu importe le chemin pris, c'est *in fine* l'amygdale qui va générer la réponse émotionnelle en fonction des indications qu'elle aura reçues pour les transmettre à l'hypothalamus. C'est lui qui est chargé de traduire la réponse émotionnelle en ressentis physiques. Il est le chef d'orchestre du système nerveux autonome, qui commande les réflexes vitaux (battements du cœur, respiration). Ce mécanisme est composé métaphoriquement de deux pédales : une pédale d'accélération qui fournit l'énergie nécessaire pour que l'organisme soit en éveil et une pédale de frein qui va soulager le système pour ralentir cette énergie[1].

1. Pour aller plus loin, vous pouvez visionner l'émission « Joie, peur, tristesse, colère... que d'émotions ! », dans « C'est pas sorcier », 22 mai 2013.

Les amygdales du cerveau étant très proches de l'hippocampe, les émotions permettent de donner une valeur à nos souvenirs. Nous mémorisons ainsi plus facilement un événement lié à une émotion.

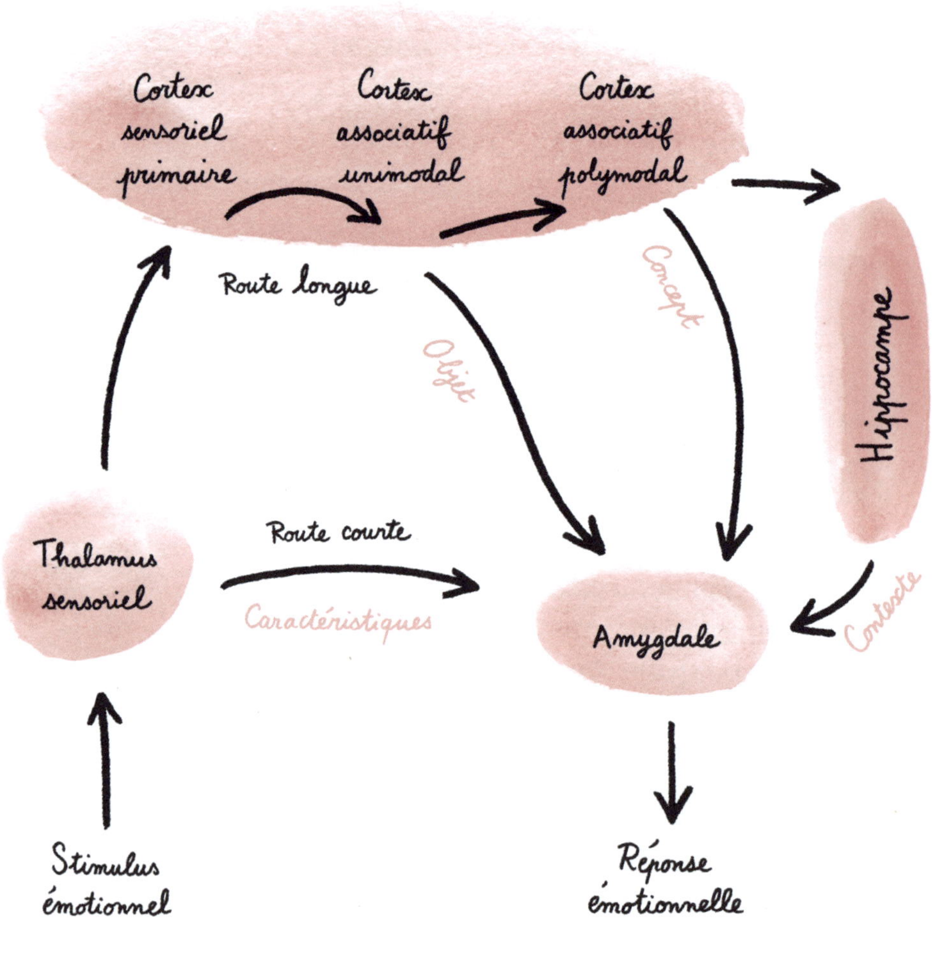

Reconnaître nos émotions

Les émotions sont communes à tous les êtres humains et sont innées. Paul Ekman[2], psychologue américain, a publié de nombreux travaux à leur sujet. Il établit ainsi en 1972 une liste de six émotions dites « de base » ou « primaires » : la joie, la colère, le dégoût, la tristesse et la surprise[3]. Dans les années 1990, Ekman élargit cette liste d'émotions de base à seize, donnant un éventail plus large d'émotions positives[4]. Les 10 nouvelles qui viennent s'ajouter à celles déjà existantes sont : l'amusement, la satisfaction, la gêne, l'excitation, la culpabilité, la fierté dans la réussite, le soulagement, le plaisir sensoriel, la honte et le mépris. Le film d'animation *Vice-versa*[5] met très bien en scène ces émotions qui nous traversent en permanence.

Chacune d'elles remplit une fonction bien précise qui nous permet de nous adapter. Elles constituent en quelque sorte notre baromètre intérieur. Si nous y prêtons attention, nous savons si nos besoins sont satisfaits et si les situations que nous vivons nous conviennent… ou pas. Nos émotions nous guident ainsi bien souvent dans nos prises de décision, défiant parfois toute logique. Elles nous permettent de nous ajuster en temps réel. Elles constituent de réelles alliées.

Comment les reconnaître ? En écoutant son corps, en sondant les tensions que nous pouvons percevoir. Quand nous ressentons par exemple de l'anxiété, nos mains peuvent devenir moites, notre respiration plus saccadée, des maux de ventre peuvent apparaître… Si nous laissons s'exprimer une émotion sans nécessairement la contenir, elle peut passer au bout de quelques minutes seulement.

---

2. Paul Ekman, né le 15 février 1934, psychologue américain. Il fut l'un des pionniers dans l'étude des émotions dans leurs relations aux expressions faciales (théorie de détection des micro-expressions élaborée à partir d'études sur les sociétés primitives et leurs réactions universelles à diverses photographies).

3. Paul Ekman & Wallace V. Friesen, « *The repertoire of nonverbal behavior: Categories, origins, usage, and coding* », Semiotica, 1, p. 49-98, 1969.

4. Paul Ekman, *Basic Emotions* [archive], *in* T. Dalgleish and M. Power (Eds.), *Handbook of Cognition and Emotion*, Sussex, John Wiley & Sons Ltd, 1999.

5. *Vice-versa*, Pixar et Disney, 2015.

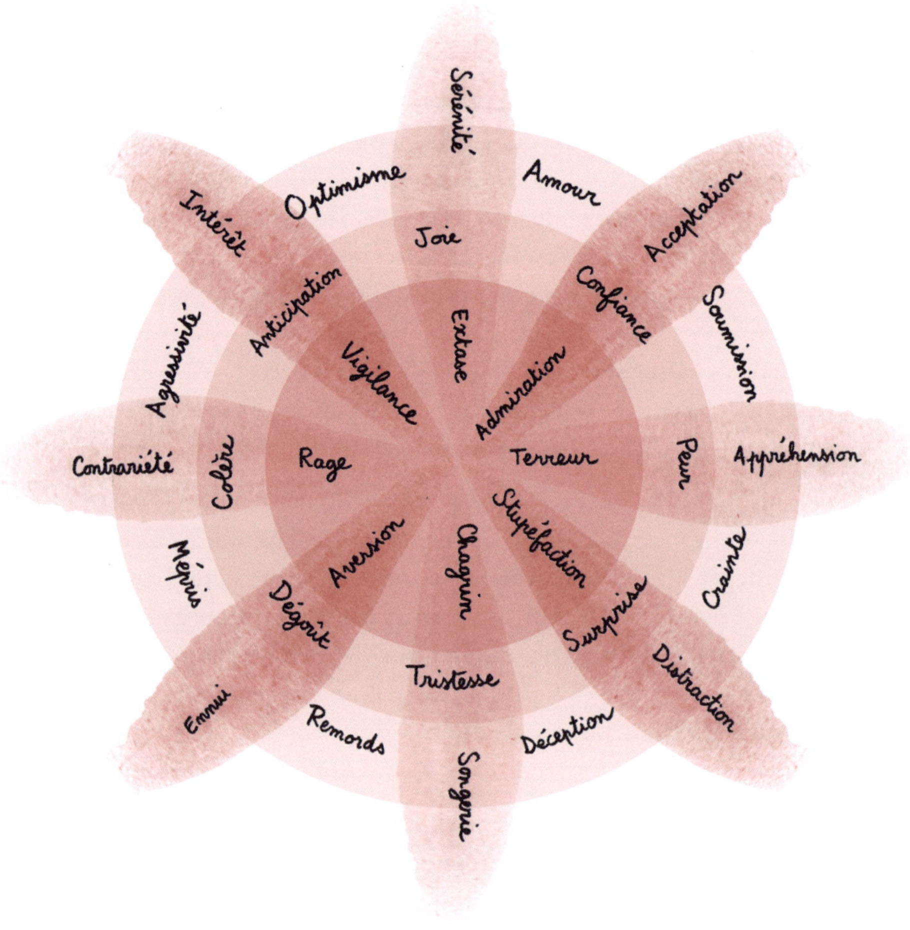

Ressentir nos émotions

Les émotions que nous ressentons sont les mêmes, mais leur intensité peut être diamétralement opposée. Face à un même événement, certains vont ressentir un tsunami, alors que d'autres vont à peine percevoir un mouvement émotionnel interne. Le type d'émotion ressenti peut lui aussi varier en fonction de nos perceptions : face à une même situation, quelqu'un peut par exemple ressentir de la peur et une autre personne de la colère. Ces différences dépendent de nos histoires de vie, de ce que notre cerveau limbique a enregistré comme informations émotionnelles. Chaque situation vécue est comparée à nos expériences passées.

Ressentir ses émotions n'est néanmoins pas chose aisée dans notre société qui valorise le fait de les cacher, de les maîtriser à tout prix. Que ce soit dans un cadre professionnel ou personnel, notre culture nous recommande insidieusement de « gérer nos émotions ». Le seul mot « gérer » indique qu'elles doivent être contenues et pas exprimées à la vue de tous. Ainsi, une personne qui exprime ses émotions peut être décrite comme « trop émotive », comme s'il y avait un manque de pudeur. En effet, les réactions des autres peuvent nous surprendre, car ils réagissent en fonction de ce qu'ils ont déjà vécu. Ce ne sont donc pas tant les émotions qui nous dérangent que leur intensité, qui est parfois déroutante d'un point de vue extérieur, car elle peut facilement être incomprise.

Il est possible d'aller visiter ses expériences passées pour se décharger de leur poids émotionnel afin qu'elles ne se répercutent pas sur le présent. En effet, si nous y prêtons attention et que nous les nettoyons[6], nos émotions passées ne seront plus ravivées lors des situations que nous vivons au quotidien.

N'oublions pas que nos émotions sont essentielles. Ce sont elles qui motivent le changement et poussent notre adaptation. Elles sont bénéfiques, car elles nous incitent à nous orienter vers de nouveaux comportements, de nouvelles façons de penser qui nous permettent d'améliorer au quotidien notre existence. Soyons donc à l'écoute !

Stimuler nos émotions

Nous avons déjà tous fait l'expérience d'imaginer une scène future et de ressentir de la colère, de la peur ou encore du stress par simple

6. Par exemple, avec des méthodes issues de la psychologie énergétique comme l'EFT (Emotional Freedom Technique).

anticipation. Nous vivons ces émotions comme si la scène était bien réelle, or elle est le simple fruit de notre imagination.

Incroyable mais vrai, notre cerveau ne fait pas la différence entre nos projections et ce qui se passe effectivement. Pour lui, tout cela est réel, tout comme les émotions qui en émanent.

Plus nous projetons des situations, plus nous nourrissons notre cerveau et notre corps avec des émotions. La plus commune reste le stress, qui découle d'un sentiment de peur par anticipation : une conversation que nous allons avoir avec un tel, une réunion de travail importante, un examen, une situation personnelle... Si ces projections sont répétées, notre corps ne peut pas prendre le temps de se reposer, car il est constamment sous tension. Afin de pouvoir supporter toute cette charge émotionnelle, nous allons consciemment ou inconsciemment chercher un moyen de nous apaiser, comme... manger.

À chacun son identité alimentaire

« Dis-moi ce que tu manges, et je te dirais qui tu es[7]. » Cette citation est aussi connue que criante de vérité. En observant les habitudes alimentaires de quelqu'un, nous pouvons aisément en déduire son style et son contexte de vie. Ne vous êtes-vous jamais amusé à regarder le panier de la personne qui vous précède à la caisse d'un supermarché en glanant des indices sur « qui il/elle est » ?

Nous avons tous une identité alimentaire et celle-ci est unique, à l'image d'une empreinte digitale. D'ailleurs, la population bactérienne qui constitue notre microbiote (logé de notre cavité buccale au rectum) est propre à chacun d'entre nous. Elle est conditionnée par notre naissance en fonction des microbes transmis

7. Anthelme Brillat-Savarin, *Physiologie du goût* (1825), Aphorisme IV.

par notre mère, du mode d'accouchement, de notre environnement, de notre entourage et... de notre alimentation. Notre microbiote[8] est le miroir de notre histoire et notre parcours de vie.

Nos habitudes alimentaires retranscrivent d'où nous venons, où nous avons grandi et vécu. Elles reflètent également nos habitudes familiales, nos croyances et sont autant d'indices sur notre contexte de vie. Nous pouvons ainsi facilement deviner les pays et régions dans lesquels nous avons vécu, quelles sont les habitudes de notre famille, de notre cercle social ou encore quelles sont notre spiritualité et nos croyances.

Il est très facile de déterminer l'origine nationale d'un mangeur en étudiant son assiette. En effet, chaque pays regorge de spécialités culinaires qui sont réalisées à partir de produits locaux. Si nous prenons la France, nous pouvons dessiner son portrait en y mettant les croissants, les baguettes, des ribambelles de fromages (plus ou moins odorants et fermentés), les innombrables vins, sans oublier les cuisses de grenouilles et un soupçon d'ail. La France est dépeinte comme le pays de la gastronomie et de l'« art de la table ». Nous passons indéniablement beaucoup de temps attablés lors d'événements familiaux ou amicaux, que ce soit le repas dominical, l'apéritif festif du samedi soir ou les anniversaires. Nous nous retrouvons autour du repas, qui rime avec partage et convivialité. Nous nous nourrissons des échanges avec les personnes qui nous entourent en même temps que nous nous nourrissons au sens premier du terme. Cette tradition déroute d'ailleurs certaines nationalités qui n'ont pas l'habitude de se regrouper aussi longtemps autour d'une table (et trépignent d'impatience de se lever).

Si nous passons les frontières limitrophes de l'Hexagone, nous pouvons observer que les habitudes culinaires de nos voisins sont

8. Notre microbiote, anciennement appelé « flore », est composé de milliards de micro-organismes qui peuplent nos intestins. On y retrouve majoritairement des bactéries, mais aussi des virus, des parasites et des champignons non pathogènes.

différentes alors qu'à l'échelle de la planète peu de kilomètres nous séparent. Les Allemands sont connus pour leur pain noir, leur charcuterie et leurs bretzels. Ils dînent aussi beaucoup plus tôt que les Français. Quand nous pensons à l'Espagne, l'eau nous vient à la bouche en pensant aux paellas, aux tapas et aux dîners tardifs, aux alentours de 22 heures. L'Italie nous fait, elle, saliver avec ses assortiments de pizzas, de pâtes, de burratas, de bruschettas…

Si nous allons un peu plus loin, nous pensons aux épices indiennes, aux pâtisseries orientales, ou encore aux poissons consommés crus dans les célèbres sushis. Les exemples sont infinis et nous font voyager rien qu'à les énoncer.

Sur le même principe que le pays, la région géographique dans laquelle nous avons grandi ou vivons est susceptible d'influencer notre identité de mangeur. La France est à ce titre un exemple parlant, car chaque région a ses spécialités culinaires. On ne déguste pas les plats au nord et au sud comme à l'est et à l'ouest. La vallée du Rhône et la Méditerranée vont choyer les agrumes, l'huile d'olive ou encore les fruits secs en délaissant le beurre, les pommes de terre, la charcuterie et la bière, qui sont davantage plébiscités dans le Nord. Les régions se différencient également par leur emploi de la graisse. Certaines privilégieront le beurre, la crème, l'huile d'olive, la graisse d'oie ou encore le saindoux. Chacune affiche fièrement sa spécialité régionale : choucroute de Strasbourg, nougat de Montélimar, calissons d'Aix, socca de Nice ou encore fondue au fromage de Savoie. Il y en a pour tous les goûts.

La cuisine et les spécialités locales semblent jouer un rôle semblable à celui du langage en nous permettant de nous identifier à une communauté et de nous distinguer de certaines autres.

Du fait de notre mode de vie actuel, nous avons de plus en plus accès à des produits qui ne sont pas issus de notre environnement local.

Notre assiette est donc beaucoup plus variée qu'il y a un siècle, mais le socle reste majoritairement commun.

Notre famille nous transmet également un patrimoine culinaire et gustatif. Les cahiers de recettes sont ainsi transmis de génération en génération comme un précieux trésor. Nous nous souvenons des tartes de notre tante et du plat favori mijoté par nos grands-parents. Nous héritons ainsi d'un savoir-faire qui est propre à notre lignée. La cuisine familiale constitue pour la plupart d'entre nous un signe d'appartenance et de reconnaissance. D'ailleurs, quand nous y pensons, nos souvenirs familiaux sont bien souvent associés à des goûts et des odeurs d'aliments qui ont ravi (ou non) nos papilles gustatives.

Notre cellule familiale très proche est aussi un facteur déterminant dans l'élaboration de notre identité de mangeur. L'apprentissage que nous faisons au contact de l'alimentation commence au premier stade de la vie lorsque nous sommes juste des embryons. Nous découvrons à ce moment-là les habitudes de notre mère. Il serait possible de rendre un fœtus sensible aux arômes qui sont présents dans le liquide amniotique. Une fois arrivés au monde, nous sommes en contact avec les personnes qui nous élèvent. Ce sont elles qui vont nous transmettre leurs goûts et leurs habitudes alimentaires du quotidien en fonction de ce qu'elles jugent être bon (en termes de saveurs et/ou de santé).

Nos amis et notre cercle social jouent eux aussi un rôle prépondérant dans la construction de notre identité de mangeur. Dès notre plus jeune âge, nous sommes influencés par nos camarades. Pour se sentir intégrés et reconnus par nos amis, nous allons adopter les mêmes habitudes alimentaires. Il n'est pas rare de découvrir que des aliments que nous détestions deviennent un vrai plaisir à déguster. Cette évolution nous permet de nous distinguer de notre cercle familial et de nous forger notre propre identité. Au cours de notre vie, nous pouvons même être amenés à consommer des aliments pour lesquels nous avions une aversion, comme l'alcool, les piments ou les épices. L'envie d'appartenir à un groupe et de mimer ses habitudes, consciemment ou inconsciemment, est également un élément à prendre en compte dans la construction de notre identité alimentaire.

Notre spiritualité et nos convictions ont aussi une influence sur la façon dont nous mangeons et les choix que nous faisons. La plupart des communautés religieuses ont leurs propres préceptes alimentaires. Nous constatons que la plupart des groupes d'appartenance ont des interdits ou préférences alimentaires. Une alimentation différente soutient et renforce un sentiment d'appartenance, et permet ainsi de se différencier du reste du monde. Chaque groupe spirituel ou idéologique instaurera ses propres rites alimentaires. Certaines personnes choisissent ainsi de ne plus manger de chair animale par conviction et pas forcément par goût. D'autres changeront leur mode de consommation par militantisme écologique. Les exemples sont innombrables.

Notre rapport à la nourriture est très intime. Nous choisissons de mettre tel ou tel aliment dans notre corps. Ce rapport nous définit et laisse percevoir d'où nous venons, comment et avec qui nous vivons. Nous sommes tous uniques avec nos préférences alimentaires, nos goûts et nos interdits. Cette identité de mangeur est constamment en mouvement, à l'image de notre vie.

Ces émotions que nous mangeons

Le terme « manger ses émotions » fait débat. Est-ce que nous pouvons vraiment manger nos émotions ? La réponse est non, c'est évidemment un raccourci de langage néanmoins assez parlant.

Nous mangeons pour ne pas avoir à ressentir certaines de nos émotions. Ce mode de fonctionnement est souvent inconscient jusqu'à ce que nous mettions de la lumière dessus.

Manger est un moyen pour ne pas avoir à écouter ses ressentis, pour les faire taire, voire les étouffer. C'est une sorte de stratégie d'évitement : au lieu de regarder ce que mes émotions ont à me dire, je dévie mon attention pour regarder ailleurs.

Nous choisissons la nourriture parce qu'elle est à notre portée, disponible en grande quantité et en libre-service (dans nos pays occidentaux). Le regard que la société porte dessus est également plus tolérant que celui posé sur le tabac, l'alcool ou les drogues. Manger nous permet de générer un apaisement quasiment instantané. Ce réconfort s'explique par un shoot de dopamine qui est propulsé jusqu'au cerveau comme une dose de bonheur. Cet effet peut être produit aussi bien par l'ingestion d'aliments sucrés que gras.

Lorsque nous nous apprêtons à manger et mangeons, nos pensées sont occupées par ce que nous sommes en train de faire. Nous portons notre attention sur le choix des aliments dont nous avons envie, la façon dont nous allons les préparer, et... les manger. Des réflexions additionnelles peuvent également émerger comme « Qu'est-ce que je suis en train de faire ? », « J'en ai marre », « Je ne contrôle plus rien ». Toutes ces phrases et actions sont autant de subterfuges qui nous détournent de notre centre : ce que nous sommes en train de ressentir et ce que nos émotions ont à nous dire.

Sur le plan physiologique, le fait de manger monopolise notre organisme, qui va s'atteler à digérer ce que nous venons d'ingérer. Tous les organes facilitant la digestion vont ainsi se mettre en service pendant des heures, ce qui va accaparer une grande partie de notre énergie vitale. Et si nous avons moins d'énergie disponible, nous nous sentirons comme anesthésié et donc dans l'incapacité de ressentir nos émotions. Nous pouvons ainsi nous sentir lourd, fatigué, voire apathique.

L'acte de manger nous permet donc de nous sentir apaisé instantanément, mais aussi de nous déconnecter de nous-même, de notre présent et de notre environnement. C'est alors un cercle vicieux qui s'installe, car tant que ces émotions et ressentis ne sont pas écoutés, ils reviendront au galop.

Chacune de nos émotions peut nous pousser à manger à partir du moment où nous n'avons pas envie de la ressentir parce qu'elle nous semble inconfortable. Néanmoins, certaines émotions reviennent en tête de liste : le stress, l'ennui, la tristesse, la peur du vide, l'insatisfaction, la frustration ou encore l'impatience. Ce peut être également de la joie ou du bonheur trop difficile à ressentir.

Le stress, l'anxiété, l'angoisse

Le stress est un terme qui gagne en popularité depuis une quarantaine d'années. Ce sont nos rythmes de vie effrénés qui nous poussent à l'utiliser de plus en plus. Selon l'OMS[9], « le stress apparaît chez une personne dont les ressources et stratégies de gestion personnelles sont dépassées par les exigences qui lui sont posées ». L'anxiété est quant à elle comparable à une inquiétude, une tension nerveuse causée par l'incertitude et un fort sentiment d'insécurité. L'angoisse se situe un cran au-dessus. C'est une très forte anxiété, une inquiétude profonde qui peut provoquer des crises et des symptômes physiques tels que des spasmes, des vertiges, ou une forte accélération du rythme cardiaque et des difficultés à respirer.

Que ce soit le stress, l'anxiété ou l'angoisse, nous pouvons les ressentir par anticipation. Nous nous sentons nerveux à l'idée de ne pas avoir de temps, d'avoir une réunion avec notre supérieur hiérarchique, d'avoir une conversation avec un être cher… C'est bien normal que nous puissions ressentir tout ça. Nous vivons dans une société de l'immédiateté et de la performance qui nous pousse insidieusement à être des stressés chroniques. Le stress n'est pas un problème lorsqu'il est ponctuel, il peut même être un moteur. Les problèmes surviennent lorsqu'il s'installe dans notre quotidien et gagne du terrain. Sa présence

9. Organisation mondiale de la santé.

peut alors provoquer la sensation d'être submergé par un trop-plein. Tout devient urgent et important. Chaque « chose à faire » va ainsi être perçue comme une montagne à gravir et générer des ressentis physiques qui peuvent être variables : sensation d'étouffement avec une difficulté à respirer à pleins poumons, mains moites, accélération du rythme cardiaque, maux de ventre, envie de pleurer... Nous pouvons rapidement nous sentir englouti par une vague d'émotions et un vent de panique qui nous figent et nous empêchent de prendre du recul. Un peu comme si nous n'étions pas acteur de notre vie, mais que nous en subissions les conséquences.

Toutes ces sensations peuvent être intenses et vraiment désagréables à vivre. L'une des solutions pour ne pas les ressentir ou les amoindrir est de se diriger vers la nourriture pour s'apaiser. Nous cherchons un réconfort immédiat pour nous calmer. Cette stratégie fonctionne sur le moment, mais ne résout pas le fond du problème. Nous pouvons ainsi tomber dans un engrenage de stress constant qui nous pousse sans cesse à manger. Le fait de manger souvent pour retrouver un brin de sérénité peut d'ailleurs aussi devenir un vecteur de stress supplémentaire.

L'ennui

L'ennui figure parmi les ressentis qui nous poussent à manger pour... s'occuper ! L'ennui se caractérise par un manque d'intérêt et d'entrain, une lassitude, une impression de vide abyssal. Nous nous ennuyons au travail même si nous sommes occupés, parce que les tâches que nous faisons ne nous nourrissent pas intellectuellement ; nous nous ennuyons lorsque nous rentrons le soir chez nous parce que nous ne savons pas quoi faire ; nous nous ennuyons au cours d'un repas ou d'un événement parce que les conversations ne nous stimulent pas... Les exemples de situations qui provoquent de l'ennui sont innombrables et dépendent des parcours de vie de chacun. Le fait de manger nous permet dans ces circonstances de s'occuper, de faire passer le temps et de nous donner de la contenance. Nous grignotons ainsi au travail, lorsque nous rentrons chez nous et que nous ne savons pas quoi faire nous ouvrons les placards, nous mangeons pour nous occuper en société... Manger devient alors une activité par défaut.

Force est de constater que nous ne savons plus rien faire (ou « faire rien ») comme si l'ennui était devenu l'ennemi public numéro 1. Notre temps doit être en permanence rempli et rentabilisé, ce qui peut paraître paradoxal, car nous sommes nombreux à nous plaindre d'être fatigués d'être tout le temps en activité.

La lecture de cet ennui peut également être différente. Nous pouvons nous demander quel besoin n'est pas comblé dans notre vie pour que l'ennui y pointe son nez. Est-ce que nous nous autorisons à avoir un espace de création, des activités manuelles ou artistiques qui nous permettent de nous nourrir autrement ? Est-ce que nous accomplissons des choses qui sont reliées à nos aspirations profondes ?

La tristesse

Nous vivons dans une ère où la quête du bonheur est perceptible partout. Les librairies regorgent de livres qui nous donnent la marche à suivre pour enfin « être heureux ». Dans ce contexte, la tristesse n'est pas mise sur un piédestal. C'est ce que nous pouvons apprendre malgré nous à nos enfants avec des phrases comme « Ne pleure pas, ce n'est pas grave ». Or, la tristesse est salvatrice, elle nous permet d'évacuer notre chagrin, notre douleur, notre souffrance. Nous pouvons avoir du mal à la laisser vivre en nous, car nous n'avons pas forcément envie de pleurer et avons l'impression de nous lamenter sur notre sort. Comme si être triste était négatif. Alors pour ne pas prêter attention à ce chagrin, nous mangeons, avec l'espoir que la nourriture pourra nous faire passer rapidement à autre chose. Manger peut également être un moyen de nous réconforter si nous sommes envahis par la tristesse. La nourriture devient alors une fidèle compagne face au chagrin et à la mélancolie qu'il peut provoquer. Si cette stratégie mise en place perdure, le fait de manger peut aussi provoquer de la tristesse. C'est alors un cycle qui s'installe : nous mangeons parce que nous sommes tristes, puis nous sommes tristes parce que nous mangeons.

La peur du vide

La peur du vide peut être perçue de plusieurs façons : la peur de se sentir physiologiquement vide et la peur qu'il y ait du vide dans sa vie. Dans ces deux cas de figure, la peur peut être momentanément mise en veille en mangeant.

La sensation de se sentir vide peut arriver lorsque nos organes de digestion ne sont plus en service (ou en service minimal). Nous pouvons avoir l'impression que l'énergie circule davantage. Nous avons à ce moment-là le loisir d'être complètement connecté à nos émotions. Cet état d'être peut alors créer un sentiment de panique qui peut pousser à manger pour ne pas avoir à faire face à ce que pourrait laisser entrevoir ce vide.

Le vide présent dans nos vies peut également être un déclencheur qui nous pousse à manger : le vide laissé par une relation affective terminée, par une personne disparue, un ancien travail ; mais aussi des temps de latence dans notre emploi du temps qui peuvent faire écho à un sentiment de solitude. Pour éviter de faire face à tout cela, nous allons trouver refuge dans la nourriture qui nous réconforte et nous fait nous sentir un peu plus en sécurité.

L'insatisfaction, l'impatience, la frustration

Ces ressentis peuvent être générés par notre vie personnelle aussi bien que professionnelle. Ils peuvent arriver lorsque nos souhaits et désirs ne sont pas réalisés. L'attente, la déception ou la frustration peuvent se matérialiser par des sensations corporelles désagréables : tensions physiques, envie de hurler, de taper sur quelque chose, impression d'exploser ou d'imploser. Au lieu d'extérioriser ces tensions (par convention sociale ou parce que nous ne sommes pas au bon endroit), nous pouvons manger pour nous calmer, pour diminuer ces tensions. La nourriture arrive comme un décontractant physique et psychique.

Le poids de la nourriture

Les troubles alimentaires

Les troubles alimentaires sont assez méconnus. Peu de gens osent en parler, car ils peuvent générer un fort sentiment de honte. Pourtant, les personnes qui sont touchées ressentent une souffrance intense et bien réelle.

Il existe différents troubles du comportement alimentaire qui peuvent être diagnostiqués par le corps médical : l'anorexie, la boulimie. On trouve également l'hyperphagie et d'autres troubles qui n'ont pas de nom et se caractérisent par des compulsions alimentaires[10].

Tous ces troubles ont pour pierre angulaire le fait d'utiliser la nourriture comme moyen pour éviter de ressentir ses émotions. L'alimentation est vécue comme le trouble principal, ce qui permet inconsciemment d'occulter le cœur du problème, à l'image de l'arbre qui cache la forêt.

Les troubles du comportement alimentaire (TCA) sont assez méconnus. Nous les connaissons parfois de nom sans pour autant savoir ce qu'ils signifient et comment ils se matérialisent. Pourtant, tous les spécialistes convergent pour dire que le nombre de personnes

10. Envie soudaine et intense de manger des aliments en dehors ou pendant les repas sans pour autant ressentir de la faim au niveau physiologique.

touchées augmente depuis quelques dizaines d'années. Ils sont d'ailleurs renforcés par la pratique des régimes amaigrissants qui engendrent des déséquilibres physiologiques et une déconnexion de nos besoins profonds.

Les troubles les plus connus peuvent être diagnostiqués par le corps médical : l'anorexie, la boulimie et l'hyperphagie. Ils toucheraient entre 5 et 10 % de la population. Les personnes qui souffrent de TCA adoptent des conduites alimentaires différentes de celles de leur entourage, engendrant des répercussions d'ordre physique, physiologique et psychologique.

L'anorexie

Selon l'Inserm[11], l'anorexie « est un trouble du comportement alimentaire essentiellement féminin, qui entraîne une privation alimentaire stricte et volontaire pendant plusieurs mois, voire plusieurs années. L'anorexie est très souvent associée à des troubles psychologiques ». Près de 20 % des jeunes filles, à un moment ou à un autre, adopteraient des conduites de restrictions et de jeûne. Seule une minorité développe une anorexie mentale. Son diagnostic s'appuie sur des critères cliniques très précis[12] :

- la façon de s'alimenter (restriction, éviction de certains aliments, refus de s'alimenter, phases boulimiques) et certaines pratiques (vomissements provoqués, prise de laxatifs) ;
- le poids (IMC inférieur à 17,5 kg/m²) ;
- la perception de soi (refus de reconnaître sa maigreur, perception déformée de son corps) ;

11. Créé en 1964, l'Inserm est un établissement public à caractère scientifique et technologique, placé sous la double tutelle du ministère de la Santé et du ministère de la Recherche. Dédié à la recherche biologique, médicale et à la santé humaine, il se positionne sur l'ensemble du parcours allant du laboratoire de recherche au lit du patient (https://www.inserm.fr/information-en-sante/dossiers-information/anorexie-mentale).

12. https://www.inserm.fr/information-en-sante/dossiers-information/anorexie-mentale

• l'estime de soi (sentiment d'avoir le contrôle sur son corps, hantise de grossir) ;

• l'absence de règles depuis au moins trois mois.

La boulimie

Selon l'Assurance maladie[13], « la boulimie se caractérise par des crises au cours desquelles la personne absorbe de manière compulsive de grandes quantités de nourriture, dans un temps court, à n'importe quelle heure du jour et de la nuit. Ces crises de boulimie sont associées à un sentiment de perte de contrôle et sont suivies de comportements compensatoires inappropriés tels que vomissements provoqués, utilisation de laxatifs, de diurétiques, jeûne entre les crises et exercice physique excessif. Les personnes souffrant de boulimie ont une perte d'estime de soi et ne sont pas en surpoids en raison des mesures compensatoires ». La boulimie diagnostiquée toucherait 1,5 % des 11-20 ans selon Ameli.fr et 3 jeunes filles pour 1 garçon.

Ce trouble se manifeste par des pulsions alimentaires régulières, aussi appelées « compulsions » ou « crises », auxquelles il est difficile de résister. Ces événements apparaissent bien souvent à la suite d'un stress ou d'une forte émotion qui sollicite le système nerveux. Malgré les efforts déployés pour ne pas céder à cette pulsion, les personnes touchées finissent par céder en ayant l'impression de perdre le contrôle, comme si quelque chose d'extérieur prenait possession de leurs agissements.

La crise de boulimie se traduit par des comportements typiques[14] :

• elle débute par une sensation de faim compulsive, non contrôlable et un besoin angoissant de manger ;

13. https://www.ameli.fr/isere/assure/sante/themes/boulimie-et-hyperphagie-boulimique/boulimie-hyperphagie-boulimique-definition-causes

14. *Ibid.*

- elle se déroule le plus souvent en dehors des repas et en cachette. Mais elle peut aussi avoir lieu pendant les repas, qui vont se matérialiser par de très grandes quantités de nourriture ;
- durant la crise, la personne boulimique mange rapidement, sans pouvoir s'arrêter, des quantités importantes d'aliments (tous ceux à portée de main) ;
- le plus souvent, ces aliments ne sont ni cuits ni préparés et sont hypercaloriques (gras et sucrés). Le but n'est pas de se faire plaisir en mangeant ce que l'on aime, mais vraiment de se remplir le plus possible.

Une fois la pulsion alimentaire terminée et assouvie, les personnes souffrant de boulimie se sentent envahies par une sensation de culpabilité, de remords, de mal-être physique et de dégoût envers elles-mêmes. Ces ressentis peuvent être très violents à vivre. Afin de se racheter et de se sentir mieux, 50 % se font vomir afin de se vider, de se débarrasser de toute la nourriture ingurgitée et de la sensation inconfortable qu'elle provoque. Le recours aux laxatifs est également très commun. Une fois cette « purge » faite, s'ensuit un sentiment de soulagement accompagné d'une grande fatigue.

En dehors de ces crises, les personnes boulimiques contrôlent de très près leur poids afin de ne surtout pas grossir. L'alimentation est très stricte, les pratiques sportives rythment le quotidien et les prises de laxatifs et diurétiques sont fréquentes. Tout ce cadre vise à compenser les pulsions alimentaires pour ne pas faire fluctuer le poids, qui est surveillé de près avec des pesées tous les jours, voire plusieurs fois par jour. Il n'oscille d'ailleurs jamais plus que de quelques kilos, car l'intérêt porté au corps et à son aspect physique est exacerbé. La peur de prendre du poids est très présente et fait partie intégrante des préoccupations quotidiennes. Ce mode de vie hyper-contrôlant est aussi là pour contrebalancer la perte de contrôle vécue pendant les pulsions alimentaires.

Les personnes boulimiques passent souvent inaperçues. Comme tout est fait en cachette et que les variations de poids sont rarement perceptibles, l'entourage et le corps médical peuvent ne jamais être au courant des souffrances vécues. Il s'avère donc difficile de chiffrer le nombre de personnes, femmes ou hommes, souffrant de ce trouble.

L'hyperphagie boulimique

L'hyperphagie boulimique est sensiblement différente de la boulimie. Le tableau clinique est le même, avec pour unique différence l'absence de phénomènes compensatoires. Pas de vomissements, de prises de laxatifs ou d'activités sportives intensives. Les épisodes d'hyperphagie se traduisent bien souvent par :

- une prise de nourriture très rapide, les aliments sont comme gobés en grande quantité ;
- la crise dure jusqu'à ce que l'estomac soit complètement distendu, provoquant une sensation douloureuse. Il n'est alors plus possible de manger quoi que ce soit ;
- les prises alimentaires se font le plus souvent en cachette, car elles génèrent beaucoup de honte.

Une fois la crise terminée, comme dans le cas de la boulimie, un fort sentiment de culpabilité difficile à supporter apparaît, ainsi qu'un fort dégoût de soi.

Il existe deux types d'hyperphagie : l'hyperphagie prandiale et l'hyperphagie extra-prandiale. Pour la première, il s'agit de manger en très grande quantité lors des repas, et pour la seconde principalement hors des repas.

Les compulsions et les addictions alimentaires

Arrivent dans cette « case » toutes les personnes étant concernées par l'« alimentation émotionnelle » sans pour autant développer des TCA tels qu'ils sont définis. Il s'agit des personnes qui grignotent de façon compulsive pour s'apaiser et se calmer, ou des personnes qui mangent compulsivement des quantités de nourriture importantes sans qu'elles soient pour autant démesurées. Ces comportements, s'ils sont conscientisés, peuvent générer de la souffrance, de l'incompréhension et de la culpabilité. Ils peuvent également être niés et considérés comme des habitudes alimentaires, de la gourmandise ou un bon coup de fourchette.

Comment cela arrive-t-il ?

Les troubles alimentaires ne sont pas générés par une seule cause, ils sont à la fois multifactoriels et différents pour chacun d'entre nous, car ils dépendent de notre histoire de vie. Nous pouvons néanmoins citer sept grandes catégories :

1 L'environnement culturel : l'image des corps véhiculée par les médias, la publicité et la mode. Même si les stéréotypes qu'on nous impose depuis des décennies sont de plus en plus massivement rejetés, ils s'ancrent insidieusement dans notre inconscient depuis notre plus jeune âge. La norme serait ainsi pour les femmes de faire une taille 36 alors que la moyenne oscille entre 40 et 42. Nous sommes ainsi susceptible de construire notre identité sur des problématiques de poids avec la croyance que nous devons être conforme aux regards des autres et à ce qu'on attend de nous (ou qu'on croit attendre de nous).

2 L'environnement familial : la façon dont s'alimentent les personnes qui nous élèvent et le rapport qu'elles entretiennent avec l'apparence physique peut laisser une empreinte. Ainsi un parent qui valorise les corps très minces, qui se prive de nourriture et qui juge l'apparence des autres peut transmettre malgré lui cette perception à ses enfants. L'importance donnée à l'apparence et les critères subjectifs qui définissent la beauté peuvent également

influencer le rapport à l'alimentation. Nous pouvons ainsi porter le poids de nos ancêtres et de notre lignée familiale.

3 L'environnement social : il en va de même pour l'environnement social dont l'influence nous imprègne au quotidien. En effet, nous formons la somme des personnes qui nous entourent. Nous grandissons ainsi avec des croyances qui émergent souvent avec la puberté, voire durant l'enfance, comme l'exclusion des personnes grosses.

4 La relation à soi : le manque de confiance en soi, d'estime de soi, le stress et l'anxiété ou encore la recherche de la perfection sur tous les plans sont autant de critères qui sont fréquemment observés chez les personnes souffrant de troubles alimentaires. On remarque également chez les femmes comme une gêne à occuper leur place dans la société et à incarner leur féminin.

5 Les événements marquants : les maltraitances physiques et psychiques, les viols, les attouchements, les incestes, les agressions, les accidents, les événements à l'origine de stress intenses constituent autant de chocs émotionnels qui peuvent déclencher et entretenir une relation conflictuelle avec l'alimentation.

6 La pratique des régimes : la pratique des régimes alimentaires et les privations qu'ils induisent entraînent l'enracinement d'une relation déséquilibrée avec la nourriture et le rapport au corps. Ils peuvent mener aux TCA.

7 Les vulnérabilités génétiques : les troubles dépressifs, les troubles bipolaires, les troubles de la personnalité ou encore les troubles de déficit de l'attention avec hyperactivité.

Cette liste est bien évidemment non exhaustive et regroupe des pistes de réflexion qui ne s'appliquent pas à tout le monde.

Les personnes en proie avec des troubles alimentaires ressentent beaucoup de souffrance face à ce qui leur arrive. Elles ont l'impression d'être seules face à ce qu'elles vivent et tout cela leur paraît incompréhensible et parfois futile.

Zoom sur les régimes alimentaires

On ne le dira jamais assez : les régimes minceur ne fonctionnent pas. Peu importe la méthode, ils restent dogmatiques et sont fondés sur la privation et les changements drastiques et brutaux. La seule raison pour laquelle ils subsistent est qu'ils sont très lucratifs pour ceux qui les préconisent et les vendent. Leur marché représenterait 33 milliards de dollars[15]. Au bout d'un an, 80 % des personnes qui suivent des régimes reprennent leur poids initial (voire plus) et 95 % au bout de trois ans. Alors pourquoi s'acharne-t-on à en faire ? Parce que nous croyons les promesses alléchantes de l'industrie des régimes minceurs, c'est le b.a.-ba du marketing.

Il se trouve que, quel que soit le régime suivi, il crée un stress pour l'organisme qui est privé de nourriture ou de certains aliments. Celui-ci est alors privé d'énergie, il n'a plus assez de carburant pour fonctionner convenablement et maintenir toutes les variantes physiologiques. Il est courant qu'un régime entraîne des carences en vitamines, minéraux et oligoéléments (notamment en acides gras essentiels), des dérèglements hormonaux (signaux de la faim) et endocriniens (de la thyroïde, par exemple). Ils contribuent également à appauvrir le microbiote.

Ces périodes de restrictions alimentaires sont perçues par notre corps comme une période de famine, à laquelle étaient habitués nos ancêtres. Pour survivre, il réduit instinctivement son fonctionnement afin d'économiser un maximum d'énergie. Le but étant de vivre le plus longtemps possible au cas où la nourriture viendrait à manquer sur le long terme. Or, si la nourriture est disponible et présente, dès que nous ressentons la faim, nous sommes irrépressiblement attirés par de la nourriture grasse et sucrée, à laquelle il est très difficile de résister.

En somme, les régimes minceur ne permettent pas de mincir et de garder sur le long terme le poids atteint, et peuvent engendrer des

15. Brené Brown, *Dépasser la honte*, Guy Trédaniel, 2015.

dysfonctionnements aux niveaux physiologique et psychologique. À eux seuls, ils ont le pouvoir de dérégler le rapport que nous entretenons avec l'alimentation en nous coupant de nos sens et de notre intuition. Toutes les prises alimentaires sont ainsi intellectualisées. On parle alors de « restriction cognitive » et de « charge mentale ».

Les régimes peuvent constituer un déclencheur de TCA ou être utilisés par les personnes qui en souffrent, car ils remplissent parfaitement leur besoin de contrôle. Les règles alimentaires permettent de régir et contenir tout le quotidien. Tout ce qui est défini comme interdit devient source de plaisir et en même temps signe d'un laisser-aller (on « craque » pour un dessert). L'objectif ultime des régimes est de mincir et de contrôler à tout prix son poids. La vision que l'on a de soi est alors réduite à notre simple enveloppe corporelle. Toute l'attention est focalisée sur l'apparence physique et la morphologie naturelle est reniée. Le lien avec l'extérieur peut facilement se couper, car les autres et la vie sociale peuvent constituer une entrave à l'atteinte d'un idéal physique. Les régimes permettent à ce moment-là de poser les limites qu'on ne se pose pas forcément dans sa vie.

Les pensées qui empoisonnent

L'alimentation émotionnelle est bien souvent accompagnée d'une charge mentale très forte. Une part importante de nos pensées sont tournées vers ce que nous avons mangé, ce que nous mangeons et ce que nous allons manger. Tout est décortiqué, analysé et planifié. Se nourrir devient alors une vraie obsession qui peut prendre beaucoup de place dans le quotidien.

À cette charge mentale peut s'ajouter la dissonance cognitive qui se caractérise par la volonté de ne surtout pas grossir en suivant un mode de vie très sain, la restriction cognitive qui implique de contrôler mentalement tous ses apports alimentaires avec pour objectif de maintenir son poids (liée à la pratique des régimes), l'injonction de la société d'être mince ou encore le fait de se comparer sans cesse.

Toutes ces pensées liées à l'alimentation peuvent conduire à un épuisement auquel s'ajoutent les sentiments de culpabilité et de honte qui peuvent assommer l'esprit.

La charge mentale

Lorsqu'on souffre de comportements compulsifs avec l'alimentation, la plupart des pensées se focalisent insidieusement sur ce que nous mangeons, pour finir par virer à l'obsession. Toutes les prises de nourriture sont intellectualisées, décortiquées et souvent contrôlées : ce que nous avons mangé, ce que nous mangeons, ce que nous allons manger. Cette analyse prend une place folle dans notre tête et commence dès le matin : où allons-nous manger, quoi, avec qui ? La planification est de mise afin de pouvoir tout anticiper. L'organisation du quotidien est alors régie par le paysage alimentaire, qui définit un cadre à respecter. Il n'y a plus de place pour autre chose. Les pensées liées à l'alimentation encombrent l'espace mental en créant une sorte d'embouteillage dans notre cerveau.

Cette charge mentale peut être alourdie par un désir ardent de se sortir de cette spirale infernale. Comment en finir avec cette obsession de la nourriture ? avec ces pensées incessantes ? La recherche d'une solution miracle, les consultations chez des thérapeutes et des spécialistes, les lectures, tout cela prend du temps et de la place dans le quotidien. On ne sait plus par quel bout prendre ce qui nous arrive et en même temps on y pense tout le temps. C'est comme être en guerre constante, contre soi-même, contre la nourriture. On lutte sans cesse et on cherche de nouvelles armes, de nouvelles stratégies pour enfin gagner la partie.

Mais parfois, les défaites se succèdent. La joie et l'excitation d'avoir trouvé la solution, la méthode révolutionnaire laissent place au désespoir et à la lassitude. Alors foutu pour foutu… on se sent nul de ne pas être capable de trouver une issue et on devient fataliste, « Je ne m'en sortirai jamais ». Les pensées sont noires et forment comme un nuage brumeux et envahissant. Jusqu'à une prochaine découverte qui va à nouveau insuffler de l'espoir. Ce schéma peut se répéter longtemps.

Toutes ces pensées persistantes autour de l'alimentation sont épuisantes. Et il est difficile de les stopper, car nous mangeons plusieurs fois par jour et sommes très exposés à des images de nourriture. Ces pensées prennent une place si importante que toute la vie finit par tourner autour de ces sujets. Et plus on y pense, moins on arrive à prendre du recul. Nous sommes comme aspirés et addicts malgré nous de toutes ces ruminations qui deviennent le centre de notre monde.

Les injonctions concernant l'apparence

Les injonctions concernant l'image corporelle sont fortes dans quasiment tous les milieux socioculturels et il est difficile d'y échapper. Chaque milieu dicte ses codes : la façon dont il faut être vêtu, maquillée, coiffé, épilé, quel poids il faut peser, quelle est la morphologie idéale à laquelle il faut essayer de ressembler, quelle attitude corporelle adopter… autant de codes qui varient en fonction de l'endroit dans lequel nous avons grandi et dans lequel nous vivons.

Ces injonctions sont très subtiles, mais, en même temps, quand on y prête attention, on les remarque comme le nez au milieu de la figure : sur les panneaux publicitaires, dans les magazines, dans les boutiques, de plus en plus sur Internet et particulièrement sur les réseaux sociaux, qui véhiculent une image édulcorée de ce à quoi nous « devrions » ressembler. Nous sommes ainsi assommés, à notre insu, d'images de ce que nous sommes « censés » refléter. Et si vous ne vous pliez pas à ces injonctions, vous vous sentirez en marge de la société, comme si vous n'étiez « pas dans le coup », « pas moderne » et que vous n'existiez pas.

Ces injonctions sont là pour nous faire dépenser de l'argent, toujours plus, pour posséder et faire tourner une partie de l'économie. Nous dépensons ainsi notre temps et nos ressources pour ressembler à un idéal que nous n'avons pas choisi et qui est bien souvent impossible à atteindre. Et comme nous n'y arrivons pas, nous nous acharnons, nous n'avons de cesse de continuer à dépenser notre énergie dans l'espoir d'un jour nous sentir mieux, tel que nous le font miroiter les images et les messages véhiculés par la société. Nous vivons dans une illusion de ressembler un jour à l'image parfaite. Nous sommes bercés par ce rêve, ce mirage qui nous éloigne de notre essence. Il y a vingt-cinq ans, les égéries de la beauté pesaient 8 % de moins que la moyenne des femmes, aujourd'hui elles pèsent 23 % de moins. Si l'on prend le seul indicateur du poids (en occultant les autres injonctions), c'est uniquement 5 % de la population féminine qui correspond à la vision idéalisée que nous communiquent les médias.

Toutes ces injonctions constituent un véritable miroir aux alouettes qui profite allègrement aux industries des régimes alimentaires, du cheveu, des soins pour la peau, du maquillage, du parfum, sans oublier l'industrie de la chirurgie esthétique. Si tout de monde se sent bien dans ses baskets, c'est une grande partie de cette économie qui pourrait s'effondrer.

Il est tentant de prendre du recul et de se dire qu'à l'heure actuelle, nous sommes conscients de ces mécanismes. Le monde en parle et nous savons bien que les images que nous voyons dans les magazines sont retouchées et que les corps représentés ne font pas légion. Et pourtant les chiffres parlent d'eux-mêmes. Selon le Ministère de la santé, 8 millions de Français, dont 600 000 adolescentes, souffrent de troubles alimentaires. Ils constituent ainsi la troisième maladie chronique la plus fréquente chez les femmes. De plus en plus de jeunes filles se plient aux régimes restrictifs pour rentrer dans le moule parce qu'elles se trouvent grosses. 80 % des femmes américaines[16] de plus de 18 ans ne seraient pas satisfaites de leur reflet dans le miroir et surévalueraient leurs menstruations. Les répercussions des injonctions sociocommunautaires sur les ressentis, les pensées et les comportements, notamment vis-à-vis de l'alimentation, sont colossales et nul ne peut aujourd'hui prétendre de les ignorer.

La comparaison

La présence de toutes ces injonctions induit de la comparaison : suis-je comme les personnes qui m'entourent ? Suis-je « mieux » ou « moins bien » ? On se mesure, on se jauge et on se juge et s'autojuge en fonction des règles que l'on suit (consciemment ou inconsciemment). Au lieu de se regarder et de profiter de ce qui est, on observe, on scrute les moindres détails et on vérifie sous tous les angles. En fonction du résultat obtenu, on se donnera ou non de la valeur.

La comparaison devient ainsi un réflexe qui peut nous couper du moment présent et de notre intuition. Et force est de constater que notre société met sur un piédestal la compétition et donc la comparaison. N'est-ce pas ce que nous faisons par exemple sur les réseaux sociaux ou lorsque nous arrivons dans un endroit où sont présents des inconnus ?

Nous décidons ainsi de notre valeur en fonction des autres, nous leur remettons machinalement entre les mains notre pouvoir et notre libre arbitre. Toutes ces pensées automatiques peuvent se déclencher chaque fois que nous voyons quelqu'un ou que nous regardons une image. Les sollicitations dans une journée peuvent donc être… quasiment constantes.

16. Brené Brown, *Dépasser la honte*, p. 168-170, Guy Trédaniel, 2015.

La culpabilité et la honte

La culpabilité et la honte sont les fidèles compagnes des personnes qui souffrent de troubles alimentaires. Elles ont de commun qu'elles se construisent principalement dans notre tête et que les ressentis qu'elles provoquent peuvent s'inscrire dans la durée.

Commençons par définir ce qu'est la honte. Brené Brown[17] la décrit comme « le sentiment ou l'expérience intensément douloureuse de croire qu'on est imparfait et par conséquent indigne d'acceptation et d'intégration ». La honte est une émotion douloureuse universelle qui est difficile à décrire avec des mots, comme si elle se vivait plus qu'elle ne s'exprimait. La honte est un sentiment d'auto-évaluation porté sur la personne que nous sommes. Elle pourrait se traduire par des « je suis nul », « je n'y arriverai jamais », « je suis moche et trop gros ».

La honte fonctionne comme le zoom d'un appareil photo. Lorsqu'on ressent de la honte, on se focalise uniquement sur ses « défauts », sur ce qui ne va pas et nous chagrine plus que tout. Il n'y a plus que ça qui existe, on occulte le reste et on se juge. Quand on se critique sans cesse, on s'aventure dans un cercle vicieux de mépris et de honte envers soi. Comme un engrenage qui change la perception que nous avons de nous-même. Nous projetons la façon dont nous nous voyons à travers les yeux d'autrui. En haut du palmarès des catégories de la honte, nous trouvons « l'apparence et l'image corporelle »[18].

Ces projections sont le fruit des injonctions qui nous sont transmises par la société et le milieu dans lequel nous vivons. Elles se tissent autour de nous sur une grande toile pour nous suggérer ce que nous devrions être, qui nous devrions être et comment nous devrions être. Toutes les parties prenantes de notre vie peuvent être impliquées :

17. Brené Brown, *Dépasser la honte*, Guy Tredaniel, 2015

18. Brené Brown, *Le pouvoir de la vulnérabilité*, Guy Tredaniel, 2014

parents, famille, conjoint, amis, enseignants, collègues, médias, livres, films, publicités…

Ne pas être conforme à ce que l'on attend de nous, ne pas entrer dans le moule peut amener à ressentir de la honte parce qu'on a peur d'être mal perçu, rejeté, voire ridiculisé ou rabaissé. La sensation de honte est décuplée quand on s'impose à soi-même des injonctions très précises (et bien souvent irréalisables car idéalistes). Si on ne les respecte pas ou que l'on ne met pas tout en œuvre pour y obéir, on ressent de la honte. Et plus nous ressentons de la honte, plus nous allons nous dévouer pour répondre favorablement à ces injonctions afin de les faire disparaître.

La culpabilité est souvent confondue avec la honte et les deux termes sont régulièrement utilisés comme synonymes. Pourtant, ils sont différents. La honte porte un jugement sur qui on est, alors que la culpabilité porte sur ce qu'on a fait. La culpabilité s'attache donc à un fait, à le comparer à ses valeurs morales et éthiques. Elle pourrait se traduire par « Je n'aurais pas dû manger tout le gâteau, je n'en avais pas si envie que ça », alors que la honte serait « Je suis nul d'avoir mangé ce gâteau ». La culpabilité renvoie à la peur de mal faire au regard de ses propres codes. Et si on ne les respecte pas, on commet une faute. « C'est le tableau de bord de notre conscience qui s'allume »[19] en nous faisant ressentir de la culpabilité. Comme cette sensation n'est pas agréable, nous allons mettre en place des stratégies pour nous « racheter », comme si nous avions une dette à payer pour retrouver notre tranquillité d'esprit. Si nous reprenons l'exemple du gâteau au chocolat, un moyen de se racheter pourrait être de jeûner au repas suivant, d'aller faire beaucoup de sport ou encore de commencer une réforme alimentaire. Entreprendre une de ces actions permettra sur le moment de goûter à un peu de quiétude jusqu'à la prochaine fois où nous transgresserons une de nos limites ou une limite imposée par la société.

---

19. Yves-Alexandre Thalmann, *Au diable la culpabilité*, p. 46, Jouvence, 2014.

De la dissonance cognitive à la restriction cognitive

La plupart d'entre nous sont préoccupés par le souci de ne surtout pas grossir. Les choix alimentaires sont donc faits pour respecter cette volonté. L'idée est de rester fidèle à des règles établies qui permettraient de se nourrir sainement en équilibrant son assiette. Dès que l'on mange, on peut ainsi se demander si nos choix ont été les bons. En cas de doute, un sentiment diffus de culpabilité peut apparaître sans pour autant entraver la vie quotidienne. En revanche, les choses se gâtent quand le poids corporel n'est pas maintenu et augmente. Du gras qui vient se loger à des endroits inhabituels en changeant un peu la silhouette. À ce moment-là, c'est la levée de boucliers : les règles alimentaires font leur apparition pour se débarrasser à tout prix des kilos fraîchement arrivés. C'est alors l'état de restriction cognitive qui prend place.

La restriction cognitive peut s'apparenter, consciemment ou inconsciemment, à un état de régime constant. Ce trouble alimentaire dont souffrent un grand nombre de personnes est méconnu, car il n'entre dans aucune case des descriptions de pathologies, à l'inverse de la boulimie par exemple. Pourtant, la souffrance est bien réelle et rarement partagée, car elle est incomprise par l'entourage et le monde médical.

Quand on souffre de restriction cognitive, on se trouve gros. Cette vision est subjective et dépend du ressenti de chacun qui détient sa vérité. On n'en reste pas moins préoccupé de façon excessive par son poids, son apparence physique et son alimentation. Tous les apports sont mentalement contrôlés et intellectualisés dans le seul but de perdre du poids ou *a minima* de ne surtout pas en prendre. Les sensations alimentaires sont balayées d'un revers de la main car on ne peut plus leur faire confiance : « Quand on suit son intuition, on grossit. » On occulte ainsi petit à petit les sensations de faim, de rassasiement et de satiété. Tout passe par la case mentale et une scission s'installe avec le corps et ses ressentis. On se retrouve ainsi en décalage avec nos besoins pour s'abandonner à des indications extérieures de ce qu'il faut faire et ne pas faire. Au fil du temps, on sait ce qu'il serait bon de faire selon les dogmes de la nutrition, de la diététique ou de la santé, mais on ne sait plus s'écouter et se fier aux messages de son corps. Il peut même être difficile de les écouter et de les entendre tant la communication a été coupée.

Le poids devient alors une obsession constante et tout ce que l'on mange est passé au peigne fin. Différentes stratégies sont ainsi mises en place : réduction des quantités, sélection des aliments considérés comme bons, éviction d'aliments considérés comme interdits, calcul du nombre d'« écarts » autorisés par semaine… À tout cela peuvent s'ajouter des mesures visant à éviter de se retrouver dans des situations considérées comme anxiogènes où les aliments « interdits » pullulent : manger avant de sortir pour ne pas « craquer », se remplir l'estomac uniquement avec des aliments « autorisés » pour ne pas tout gâcher en allant vers des aliments « bannis », ou encore éviter à tout prix de croiser la route d'aliments qui sont une source de tentation.

Les compulsions alimentaires et le dérèglement des ressentis

L'organisme est composé d'un mécanisme brillant qui, si nous l'écoutons, devrait nous dire quand manger et quand nous arrêter. Nous devrions donc tous avoir un poids d'équilibre qui correspond à notre morphologie, comme nos apports énergétiques devraient couvrir exactement nos dépenses. Seulement cette théorie peut facilement voler en éclats lorsque l'organisme est déstabilisé par des perturbations liées à notre mode de vie, à notre hygiène de vie ou encore à nos comportements.

La perception : faim, rassasiement et satiété

La sensation de faim peut se définir par la présence concomitante de l'envie de manger et de sensations physiques à l'image de l'estomac qui tire ou des jambes qui flagellent par manque d'énergie. Sur le plan physiologique, cette faim arrive lorsque nos cellules ne peuvent plus s'approvisionner en glucose car le taux de glycémie dans le sang, qui correspond au taux de sucre, diminue. Ces signaux d'alerte nous informent que nous avons fini de digérer les derniers aliments que nous avons mangés et qu'il n'y a plus de nourriture disponible pour approvisionner la glycémie sanguine. Nous nous mettons alors instinctivement à en chercher et si nous n'en trouvons pas, notre organisme prendra le relais en allant puiser dans ses réserves de glucides (notamment dans le foie) pour conserver son énergie. À ce moment-là, la sensation de faim s'estompera, voire disparaîtra.

À noter : la faim et l'appétit sont souvent confondus. Comme le signifie le Dr Zermati[20], on peut facilement les distinguer. Quand on a vraiment faim (une faim de loup), on pourrait manger n'importe quoi, tout ce qui nous tombe sous la main pourvu que ce soit comestible. L'appétit lui est sélectif : nous avons par exemple faim pour un gâteau au chocolat, mais pas pour une pomme.

Le rassasiement, lui, permet de s'arrêter de manger. Sur le plan physique, il est ressenti quand l'estomac est plein, rempli, voire lorsqu'il tire. Lorsque ses parois sont tendues, cela provoque une sensation de plénitude et d'apaisement.

L'autre élément qui nous invite à arrêter de manger est la baisse ou la disparition du plaisir gustatif. Notre tube digestif est truffé de capteurs qui permettent d'évaluer la charge calorique et énergétique des aliments que nous ingérons. Lorsqu'il estime que nous avons suffisamment rechargé nos batteries, le plaisir s'amenuise puis disparaît. Il faut alors tourner les aliments plusieurs fois dans la bouche avant de reconnecter le goût et de s'en délecter. Donc plus nous sommes en déficit énergétique, comme ce à quoi amènent les régimes, plus nous éprouvons du plaisir à manger. Et si les aliments

20. Dr Jean-Philippe Zermati, *ibid*.

choisis ne sont pas assez riches, le plaisir ne diminue pas, pour nous inciter à continuer de manger afin de collecter assez d'énergie.

Contrairement aux idées reçues, le mécanisme de rassasiement ne se met pas en marche au bout de 20 minutes. Il débute dès les premiers instants de mastication en envoyant des messages à notre cerveau. Ce sont bien les derniers capteurs qui se situent au début du tube de l'intestin qui se mettent en action au bout d'une vingtaine de minutes lorsque les aliments l'atteignent. Il est donc tout à fait possible de se sentir rassasié au bout de quelques instants.

Pour évoquer le rassasiement, on évoque souvent le sentiment de satiété qui correspond à la sensation de la « non-faim ». Nous sommes rassasiés à satiété. Pour ressentir la faim, le rassasiement et la satiété, il est indispensable d'être attentif, présent et à l'écoute de toutes ses sensations corporelles : comment je me sens ? Quels sont mes ressentis au niveau de l'estomac ? Ai-je encore du plaisir ? Est-ce que je ressens le goût des aliments ?

Or, lorsqu'on perd ses repères avec l'alimentation, car le fait de manger est principalement dirigé par nos émotions, il peut être compliqué de se reconnecter à ces sensations corporelles. Le corps continue à envoyer ces signaux, mais c'est comme si le canal pour les capter était en panne. Le message peut ainsi être perçu tardivement avec une sensation de lourdeur, voire de douleur, au niveau de l'estomac, qui a dépassé son seuil de tolérance en termes de volume et de charge.

Quand les signaux de limites ne sont pas perçus, ils sont compensés par des croyances alimentaires. Au lieu de l'intuition, tout passe par le mental et l'analyse en fonction des règles alimentaires adoptées. La taille de l'assiette, les aliments, la fréquence des repas et des collations sont uniquement régis par ce qui pourrait être hypothétiquement bon pour notre organisme et notre énergie. Ce contrôle est épuisant et très énergivore alors que la régulation spontanée et inconsciente est limpide et instinctive. Et comme la notion de plaisir n'est pas ressentie, l'envie de manger s'accroît et devient de plus en plus importante, laissant place à des fringales et à des pulsions alimentaires qui échappent aux surveillances mentales.

Comme le signifie si bien le gastronome français Jean Anthelme Brillat-Savarin : « Le Créateur, en obligeant l'homme à manger pour vivre, l'y invite par appétit et l'en récompense par le plaisir. » Manger est un acte à la fois complexe et subtil qui mêle besoins énergétiques et recherche de plaisir.

Zoom sur la leptine

La leptine fait grand bruit depuis sa découverte, en 1994. Elle est décrite comme l'« hormone de la satiété ». C'est une hormone digestive peptidique qui régule les réserves de graisses dans l'organisme et l'appétit en contrôlant la sensation de satiété[21]. La leptine est sécrétée à différents niveaux de notre corps, notamment au niveau de l'estomac et des tissus adipeux. Lorsque les aliments mangés atteignent l'estomac, celui-ci produit au bout d'une quinzaine de minutes de la leptine, qui va être entre autres être envoyée au cerveau pour favoriser la sécrétion de peptides, qui diffuseront une sensation de satiété visant à diminuer la prise alimentaire. La leptine est également produite en permanence par les tissus adipeux, qui la sécrètent dans la circulation sanguine, ce qui permet, *in fine*, d'atteindre et de conserver son poids d'équilibre. Ainsi, plus nous avons de tissus adipeux, moins nous devrions ressentir la faim, car la leptine devrait être présente en grande quantité dans notre sang. Nous devrions donc savoir quand nous arrêter de manger.

Or, il s'avérerait qu'en cas de régimes alimentaires répétés, le taux de leptine peut diminuer.

Une récente étude datant de 2004 pointe du doigt que la leptine pourrait être bloquée par le cerveau en raison de la présence de

21. https://fr.wikipedia.org/wiki/Leptine

l'insuline dans le sang. L'insuline est sécrétée par le pancréas pour faire diminuer le taux de sucre dans le sang en le stockant dans nos cellules. Une alimentation riche en sucres et en farines blanches notamment diminuerait donc la sensation de satiété[22].

Sans leptine, il est difficile d'avoir de l'énergie et l'envie de bouger, car le corps envoie un message pour rester immobile et conserver un maximum de réserves. Il ne sait pas à quel point il est rassasié.

La dopamine et le circuit de la récompense

L'un des facteurs qui permet de s'arrêter de manger est le fait que lorsqu'on atteint son quota de plaisir, celui-ci disparaît petit à petit. Comme le décrit le Dr Zermati, sans cette perception, il peut être difficile de s'arrêter de manger, car le contentement et le rassasiement sont quasiment inexistants.

Cela peut s'expliquer par des raisons physiologiques, comme le décrivent certains neurophysiologistes. L'hormone qui nous procure un shoot de plaisir au niveau du cerveau est la dopamine. Elle est aussi appelée l'« hormone de la récompense ». Or, nous ne sommes pas tous égaux car le nombre de récepteurs à dopamine varie d'un individu à un autre. Lorsque celui-ci est faible, le plaisir ressenti n'est pas toujours assez intense pour donner le signal « Je n'ai plus besoin de manger ». Il est aujourd'hui difficile de savoir si un nombre de récepteurs à dopamine faible est dû à une anomalie génétique ou si cela est une des conséquences des troubles du comportement alimentaire.

Néanmoins, la diminution du plaisir gustatif rapportée par les personnes ayant des désordres avec leur alimentation semble courante. Ainsi, les récepteurs à dopamine pourraient s'adapter au fur et à mesure du temps en fonction du type de nourriture choisie et de la quantité ingérée. Par exemple, la nourriture transformée est

22. Susan Peirce Thompson, https://brightlineeating.com/

souvent sucrée (même si le goût reste salé au palais) ou grasse, ce qui va envoyer un grand flot de dopamine quasi instantané au cerveau. Cette quantité de plaisir est tellement importante et inattendue que les récepteurs vont devoir s'adapter très rapidement pour être capables de la recevoir. Il s'avère que la consommation d'aliments riches en énergie altère l'activité cérébrale de la même façon que la consommation de drogues[23], en touchant le fonctionnement du circuit de la récompense, qui contrôle la sensation de plaisir. Celle-ci est particulièrement sensible à la consommation de sucres. Ainsi, trop en manger finit par atténuer sa réactivité. À dose égale, le plaisir ressenti s'en trouve réduit. À noter que les personnes qui consomment de l'héroïne ou de la cocaïne présentent des tendances très similaires, même si la communauté scientifique n'est pas unanime sur ce point. Les doses de nourriture consommées doivent ainsi augmenter au fil du temps pour que le plaisir ressenti soit le même. Il en faut donc toujours plus pour se sentir contenté et rassasié : une part de gâteau ne sera pas suffisante, mais deux voire plus oui. La consommation régulière d'aliments caloriques réduit ainsi le plaisir lorsqu'on les mange.

Ce mécanisme peut entraîner l'apparition de compulsions alimentaires irrépressibles qui conduisent à aller acheter des gâteaux ou toute autre nourriture qui envoie une dose de plaisir intense au cerveau, qui a besoin de sa ration. En effet, on constate qu'après un régime trop riche en sucres notre cerveau deviendrait très sensible aux images de nourriture qui sont omniprésentes. Chaque vision de nourriture est perçue puis interprétée par notre cerveau comme « Je vais peut-être en manger » et c'est le circuit de la récompense qui s'emballe. C'est ce mécanisme qui incite à manger sans avoir faim et sans fin.

Ce circuit de la récompense qui sollicite la production de la dopamine peut aussi être déréglé par nos comportements. Nous

23. *Comment l'alimentation influence notre cerveau*, documentaire Arte, 2019.

nous récompensons en mangeant un aliment quand nous sommes heureux et avons accompli quelque chose dont nous sommes fier et nous nous réconfortons avec nos mets préférés quand nous ne nous sentons pas bien. Résultat, notre circuit de la récompense ne sait plus où donner de la tête et va s'activer dès que nous passons devant une boulangerie ou que nous sommes à proximité de nos aliments favoris. Leur simple vision va le solliciter et concentrer toute notre attention sur ce que nous pourrions manger. Cette envie intense peut tourner à l'obsession tant que nous ne sommes pas passés à l'action.

Il est néanmoins important de garder en tête que si les récepteurs à dopamine sont capables de s'adapter dans un sens, ils peuvent également le faire en sens inverse. Notre organisme a une capacité de régénération et de résilience fascinante.

La modification du microbiote

Notre microbiote fascine de plus en plus le monde scientifique. Chacun d'entre nous possède environ 1,5 kg de bactéries, virus et parasites non pathogènes. Leur nombre se comptabilise en milliards et dépasse sans conteste le nombre de nos cellules. Il se trouve que de récentes études indiquent que ces micro-organismes présents dans notre tube digestif régulent notre comportement alimentaire en modulant les échanges d'informations entre le cerveau et l'intestin.

Ces micro-organismes vont commencer à coloniser notre microbiote lors de notre naissance grâce aux sécrétions vaginales et au microbiote fécal de notre mère. Ce socle de bactéries va être enrichi pendant trois à cinq ans par les micro-organismes qui se trouvent dans notre environnement, sur les objets que nous touchons, sur les personnes qui s'occupent de nous et dans ce que nous mangeons. Une fois ce microbiote établi, sa composition restera stable tout au long de notre vie, à moins que nous l'influencions.

Nous pouvons l'influencer tout au long de notre vie en fonction de notre hygiène de vie : ce que nous mangeons, l'activité physique

que nous pratiquons ou les antibiotiques que nous prenons. Si les changements que nous opérons sont épisodiques (prises d'antibiotiques ou changement de régime alimentaire), notre microbiote sera résilient. C'est-à-dire qu'il aura la possibilité de se reconstituer en retrouvant son socle d'origine. Néanmoins, si ces changements sont trop fréquents et que le microbiote est perturbé fréquemment, cette capacité de résilience peut se perdre entraînant un appauvrissement ou un déséquilibre de la flore.

Les aliments transformés présents dans nos assiettes depuis quelques décennies jouent un rôle prépondérant dans l'altération de notre microbiote intestinal. En effet, certains contiennent des émulsifiants qui vont le modifier tout en altérant également la paroi intestinale ainsi que la relation entre les bactéries et l'hôte[24]. Si les aliments sont trop sucrés ou trop gras, la perturbation du microbiote sera amplifiée. Il n'est donc pas rare de constater des dérèglements intestinaux chez des personnes qui souffrent de troubles avec l'alimentation, d'autant plus que les produits industriels gras et sucrés sont souvent consommés en grandes quantités.

Une récente étude[25] indique qu'en impactant notre écosystème intestinal notre mode de vie peut également par « effet ricochet » modifier notre appétit et notre satiété. Les concentrations de ghréline dans le sang, seule hormone produite par l'estomac qui stimule la faim, peuvent significativement augmenter. Ce sont principalement certaines de nos bactéries qui provoquent cette hausse : quand elles se trouvent au contact de nutriments, elles produisent des métabolites qui modifient la synthèse des messagers intestinaux à destination du cerveau. Quand le microbiote est équilibré, certaines bactéries produisent des protéines qui, si elles circulent dans le sang, vont atteindre le cerveau pour stimuler certains neurones qui vont déclencher une sensation de satiété.

24. Cerveau & Psycho, n° 123, juillet-août 2020.

25. *Ibid.*

À l'inverse, d'autres bactéries sont en mesure de stimuler la faim en augmentant la concentration de ghréline et en inhibant la sécrétion de leptine (hormone de la satiété). Si le microbiote est déséquilibré avec une surreprésentation de ces bactéries, la sensation de faim peut être amplifiée au détriment de la sensation de satiété. De récentes découvertes indiqueraient, par exemple, que la bactérie bien connue *Escherichia coli* favoriserait la prise alimentaire (étude menée sur des rongeurs[26]). Ces études sont encore à leurs balbutiements et il faudra probablement encore des dizaines d'années avant d'avoir un détail précis du cocktail de bactéries idéal qui nous permettra de favoriser un équilibre alimentaire et une santé optimale.

Néanmoins, il coule désormais de source qu'un régime alimentaire varié à base d'aliments non transformés allié à une activité physique régulière soutiennent notre microbiote.

Les empreintes de nos émotions

Notre corps peut nous donner des indications si nous y prêtons attention. Nous pouvons explorer différentes pistes : la façon dont fonctionne notre digestion, les évolutions de notre enveloppe charnelle et la santé de nos organes.

La digestion des émotions

Lorsque nous mangeons, tous nos organes de digestion sont sollicités pour transformer la nourriture et choisir ce qui va être acheminé vers nos cellules ou au contraire rejeté. De la bouche au rectum, notre corps va trier ce qui provient de sources extérieures. Nous pouvons même imaginer ce passage de la bouche à l'anus comme un tunnel où passe ce que nous mettons dans notre cavité buccale.

26. Source : Breton et *al.*, « Gut commensal *E. coli* proteins activates host satiety pathways following nutrient-induced bacterial growth », *Cell Metabolism*, vol. 23, p. 324-334, 2016.

Ainsi, ce parcours est le lieu de rencontre entre le monde extérieur et notre monde intérieur (notre corps). Notre organisme va y puiser tout ce dont il a besoin pour fonctionner de façon optimale. La digestion peut alors apparaître comme une allégorie de notre relation au monde[27], qui est de ce point de vue organique.

La façon dont nos organes de digestion interagissent avec ce que nous mangeons peut nous donner des indices quant aux émotions que nous taisons, somatisons. Il s'agit là de pistes et de réflexions issues

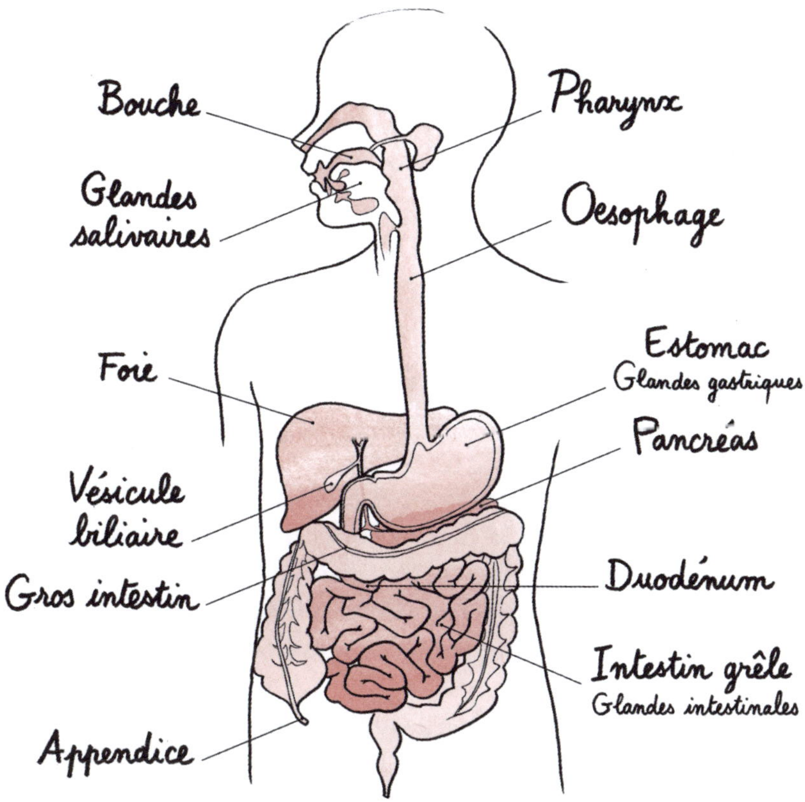

27. Dr Olivier Soulier, *La Digestion. Les clés du poids, les formes, les dépendances*, Éditions Sens & Symboles, 2011.

de recherches empiriques. Elles n'ont pas d'assises scientifiques avérées mais peuvent nous éclairer et nous amener à explorer de nouvelles voies auxquelles nous n'avions pas nécessairement songé auparavant. Ainsi, si un ou plusieurs de nos organes nous fait souffrir, nous pouvons nous intéresser aux décodages biologiques proposés qui correspondent aux possibles origines psychologiques de nos maux.

D'après Christian Flèche[28] et le Dr Olivier Soulier, chacun de nos organes de digestion donnerait des indications sur la relation que nous entretenons avec le monde extérieur et sur les émotions que nous taisons.

L'œsophage

Il est constitué de deux parties. La partie haute correspondrait au conflit : « Ce que l'on veut à tout prix m'imposer mais dont je n'ai pas envie. » « Ça coince et ça a du mal à passer, c'est comme si on me gavait comme une oie contre ma volonté. »

La partie inférieure de l'œsophage correspondrait, elle, au conflit inverse : « Je veux quelque chose, mais je ne l'ai pas, je ne parviens pas à l'obtenir. »

L'estomac

L'estomac représenterait symboliquement la manière dont les individus peuvent accepter et digérer les événements qui arrivent dans leur vie et les émotions qui en découlent. Son fonctionnement donnerait des indices sur l'acceptation ou la non-acceptation de ce qui est (matérialisé par les aliments). Le refus, la colère pourraient ainsi être traduites par des nausées et des vomissements. Les difficultés sont à ce moment-là remises dehors au sens premier du terme.

---

28. Christian Flèche, *Mon corps pour me guérir*, Edition Le Souffle d'or, 2005.

L'acidité présente dans l'estomac symboliserait un moyen pour réagir face à un danger extérieur. L'augmentation de l'acidité serait une manière de réagir face à des sensations d'agression, d'envahissement par l'entourage, ou encore d'événements difficiles à digérer. À savoir que si l'estomac produit une grande quantité d'acidité, cela peut se traduire par des brûlures d'estomac plus ou moins douloureuses.

Le volume de l'estomac mérite aussi d'être mentionné. Lorsqu'il est à sa capacité maximale, il procure une sensation de sécurité et de plénitude. La tranquillité passe alors par le remplissage par la nourriture. Si le besoin de manger pour ressentir un apaisement est récurrent, c'est que le sentiment d'insécurité est fort et présent.

La petite courbure de l'estomac représenterait une contrariété perçue dans notre espace comme devoir côtoyer quelqu'un qui est imposé et non apprécié. Ce ressenti déboucherait sur des ulcères gastriques.

Le début de l'intestin

Une fois quitté l'estomac, le bol alimentaire continue son chemin vers un sphincter appelé « pylore », qui s'ouvre pour le faire passer vers les intestins. C'est à cet endroit que les choix seraient mis pour ainsi dire au pilori. Il n'est plus possible de faire machine arrière, ce qui a été avalé ne pourra plus être régurgité. Le pylore évoquerait donc symboliquement une problématique de choix.

Les aliments passent ensuite dans le duodénum, qui est la partie initiale de l'intestin grêle (qui commence par le pylore). Cette partie peut être sujette à des ulcères, qui seraient la matérialisation de désaccords qui auraient tardé à être exprimés. Ce type de somatisation se retrouverait chez des individus ayant accepté et vécu pendant des années dans une situation qui ne leur correspondait pas sans savoir la refuser ni prendre une autre voie. Au stade du duodénum, les individus n'auraient plus d'autre choix que de composer avec ce qu'ils ont.

Le foie

Au-delà du jeu de mots, les maladies du foie seraient en rapport avec la foi. Le foie serait intimement relié au cœur depuis la vie intra-utérine. À cette période, le foie et le cœur constituent un seul et même bloc qui se trouve devant la partie du cerveau qui deviendra les yeux. Le foie serait également un organe dont la santé pourrait renseigner sur la capacité à croire en la vie et à « devenir qui on est », à s'accomplir. Il y a là aussi une notion de foi en soi.

La bile est, elle aussi, intéressante : elle est fabriquée par le corps à partir de l'hémoglobine qui est alors recyclée. L'hémoglobine sert à transporter l'oxygène dans tous nos organes. Elle se trouve dans les globules rouges, qui vivent en moyenne cent vingt jours. La bile est donc composée en partie d'une substance qui a vécu près de trois mois dans notre organisme, comme une spectatrice de vie. D'ailleurs, il n'est pas rare d'entendre que les médecines anciennes définissaient les individus en fonction de leur bile (bile blanche, atrabile…).

Le pancréas

Le pancréas a longtemps été un organe mystérieux, car son utilité était méconnue. Un dysfonctionnement du pancréas matérialiserait des conflits intenses souvent liés à la famille, à l'argent et à l'héritage.

Physiologiquement, cet organe a deux fonctions essentielles : exocrine et endocrine. Dans son action exocrine, il sécrète des sucs digestifs (enzymes pancréatiques) qui aident à la digestion du bol alimentaire, que ce soient des protéines, des lipides ou des glucides. En sécrétant vers l'extérieur, il donnerait la possibilité de prendre le meilleur du monde, qui est matérialisé par ce que nous donnent les aliments.

Dans sa fonction endocrine, il sécrète l'insuline et le glucagon, qui constituent les deux hormones fondamentales à l'équilibre du sucre dans le sang. Il représenterait métaphoriquement les deux images parentales de la famille : la mère et le père. Ainsi, un déséquilibre donnerait des indices quant au lien entretenu avec des figures parentales.

D'après Olivier Soulier, une glycémie stable permet d'avoir une personnalité équilibrée et solide. Le sucre est le carburant fondamental de l'organisme dont le cerveau est le plus grand consommateur. La stabilité du taux de sucre serait une image biologique de la valeur du « moi » des psychanalystes, et ainsi la force créatrice et actrice de la vie.

L'intestin grêle

L'intestin grêle est un organe clé de la digestion. C'est à cet endroit que la plupart des nutriments provenant des aliments sont absorbés par le corps (vers l'intérieur, les cellules). Il représenterait ainsi le choix et le discernement. C'est le lieu où nous choisissons ce que nous prenons, ce qui va alimenter nos cellules et donc nous constituer au sens propre. C'est à ce moment-là qu'une partie de notre identité organique et de notre immunité se construit.

Le contact entre les aliments mélangés au microbiote contribue à entretenir notre réponse immunitaire notamment au niveau des intestins. L'extérieur stimule ainsi en permanence le maintien de notre identité. Ce contact se déroule en sécurité grâce à une paroi dont la perméabilité requiert des caractéristiques spécifiques. Cette paroi choisit sans se laisser envahir. Elle symbolise ainsi notre libre arbitre, le pouvoir de se faire respecter. Ainsi, dans les périodes de stress, cette paroi peut souffrir et laisser apparaître des troubles de la perméabilité intestinale. Des molécules extérieures « indésirables » ou non déstructurées peuvent alors pénétrer dans le corps et dans le réseau sanguin. D'après Olivier Soulier, « l'étranger est en nous et risque de déclencher des processus d'auto-immunité. Une lutte intestine ».

L'appendice

L'appendice est un organe jusqu'ici mal connu et considéré par le monde médical comme inutile, un petit bout d'intestin vestige de notre évolution. Néanmoins, de plus en plus d'études affirment que l'appendice aurait bel et bien une utilité importante en tant qu'organe immunitaire secondaire.

Son inflammation est très répandue et donne bien souvent lieu à une ablation : l'appendicite. Cette inflammation porterait un sens caché familial très important. Dans la symbolique, la crise d'appendicite se produit quand l'individu relit son histoire familiale et y porte un regard nouveau. Il prend du recul, parfois critique, face à ce qu'il a reçu. Elle peut également être perçue comme une impasse et correspondrait à des conflits dont les individus ne peuvent sortir, comme dans une impasse.

Le côlon

Le côlon constitue la fin de notre intestin, aussi appelé « gros intestin ». C'est à cet endroit que se retrouvent notamment toutes les fibres insolubles, les aliments et nutriments qui n'ont pas été assimilés au niveau de l'intestin grêle. Tous ces restes vont constituer un festin pour nos bactéries et ce qu'elles ne transformeront pas sera excrété sous forme de selles.

Le côlon permettrait d'éliminer les préjugés et de donner des indications sur leur nature. Olivier Soulier propose plusieurs interprétations empiriques en fonction des pathologies :

- la diarrhée constituerait un refus, une fuite, une volonté d'épuration ou une épuration obligatoire pour aller de l'avant ;
- la constipation serait relative au souci de rester attaché aux principes, aux valeurs, aux possessions. Quelque chose demeure retenu ;
- les diverticules feraient écho à une pression éducative à laquelle les individus cherchent à échapper ;
- les polypes symboliseraient le désir d'éliminer les préjugés, sans pour autant être très clair avec cette volonté ;
- la maladie de Crohn et la rectocolite représenteraient tous les préjugés, notamment familiaux, qui ne veulent pas lâcher les individus.

Les indices émotionnels de notre corps

Notre physique peut être révélateur des blessures que nous portons et des émotions qui nous habitent. D'après le célèbre ouvrage de Lise Bourbeau[29], il existerait cinq physiques types qui donneraient des indications sur les blessures vécues. Elles pourraient être à l'origine d'émotions fortes qui poussent à manger.

Ces profils sont le fruit de recherches empiriques et d'analyses psychosomatiques. Si nous nous identifions à l'un ou à plusieurs d'entre eux, nous pouvons les considérer comme une lecture supplémentaire pouvant nous apporter de nouvelles clés de compréhension.

29. Lise Bourbeau, *Les 5 blessures qui empêchent d'être soi-même*, Éditions ETC, 2000.

La blessure du rejet : physique du fuyant

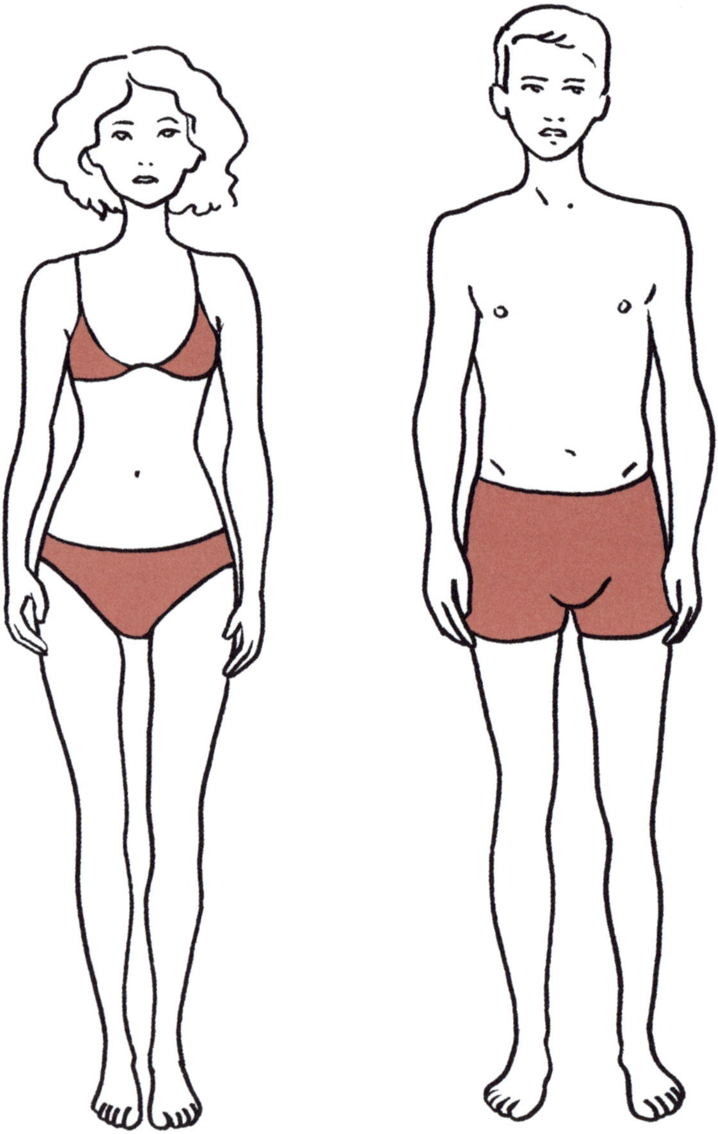

Le corps est contracté, étroit, mince ou fragmenté.

Les yeux sont petits ou entourés d'une sorte de masque. Il peut en émaner un regard peureux.

Le vocabulaire souvent employé par les personnes se rapprochant de ce morphotype serait : « nul », « rien », « inexistant », « disparaître ».

Le caractère type est détaché du matériel, il est perfectionniste et dans l'intellect. Il peut passer de phases de grand amour à des phases de haine profonde à la vitesse des montagnes russes. Il doute de son droit d'exister, se croit nul et sans valeur, recherche la solitude, est effacé et a la capacité de se rendre invisible. Il se sent incompris et éprouve des difficultés à laisser vivre son enfant intérieur et à s'épanouir dans sa sexualité.

Il mange sa nourriture par petites portions, car l'appétit est bien souvent coupé par ses émotions dont la peur.

Pour fuir, la consommation de sucre, d'alcool ou de drogue est privilégiée. Il existe des prédispositions pour l'anorexie.

Éveil de la blessure : la blessure de rejet arriverait entre la conception et l'âge d'un an. Elle se caractérise par la sensation de ne pas sentir le droit d'exister surtout à l'égard du parent du même sexe.

Plus grande peur : la panique.

L'abandon : physique du dépendant

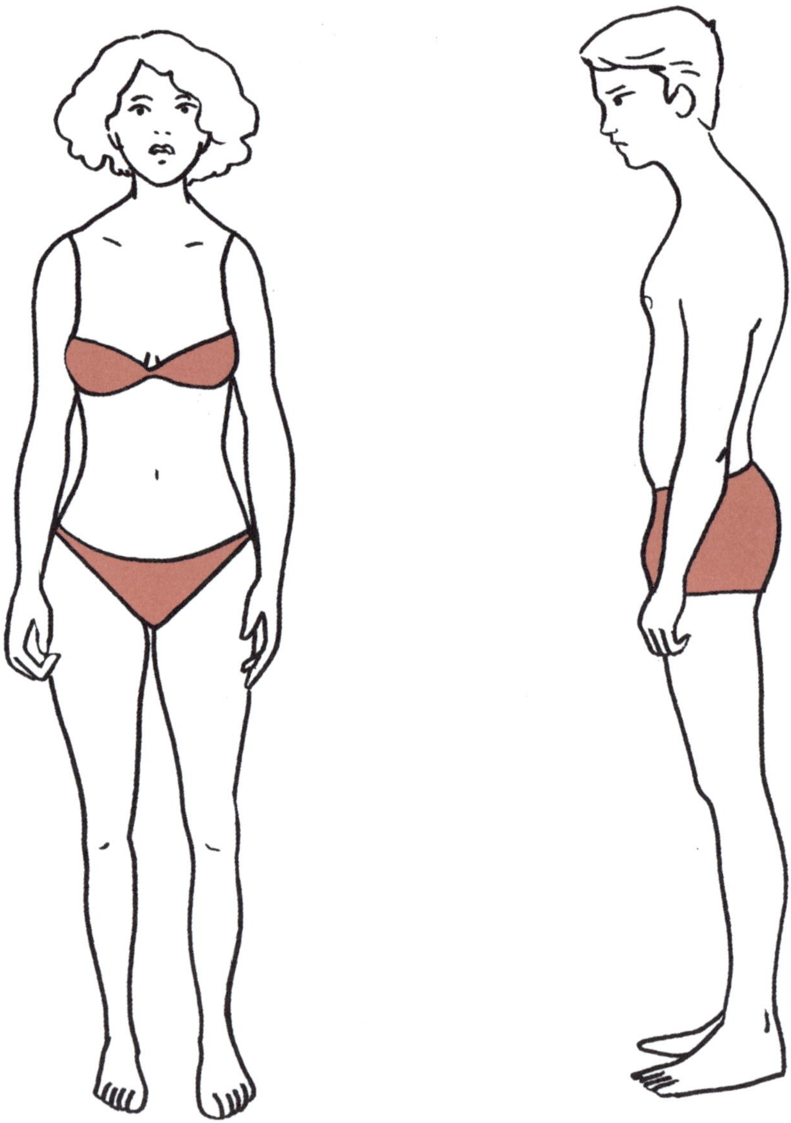

Le corps est long et mince. Il manque de tonus global : les jambes sont faibles, le dos est courbé, les bras semblent trop longs et pendent le long du corps, les parties du corps sont tombantes voire flasques.

Les yeux sont grands et peuvent refléter de la tristesse.

Le vocabulaire fréquemment utilisé est : « absent », « seul », « je ne supporte pas », « je me fais bouffer », « on ne me lâche pas ».

Le caractère type serait défini par une posture de victime ainsi qu'un besoin prépondérant de présence, d'attention, de support et surtout de soutien. Il recherche ainsi la dépendance. Des difficultés sont éprouvées pour faire ou décider quelque chose seul. L'individu va demander des conseils sans nécessairement les suivre. Il est difficile pour lui de se voir dire non et ainsi accepter un refus de la part de quelqu'un. Il peut être souvent triste, pleurer facilement et par conséquent attirer la pitié malgré lui.

Les aliments sont pris bien souvent lentement. Son appétit est bon et il peut parfois développer des tendances boulimiques.

Éveil de la blessure : elle apparaîtrait dans la petite enfance, entre 1 et 3 ans avec le parent du sexe opposé. Elle serait déclenchée par un manque de nourriture affective.

Plus grande peur : la solitude.

L'humiliation : physique du masochiste

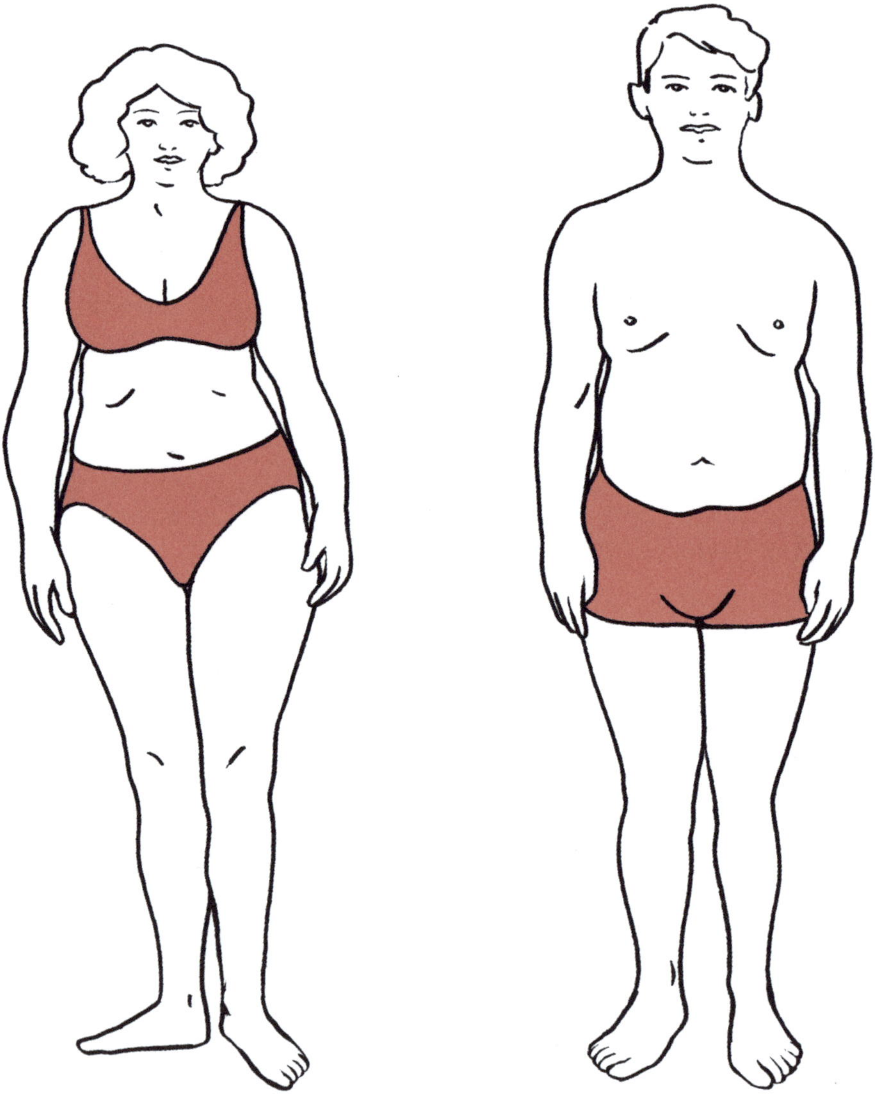

Le corps peut dessiner des rondeurs, la taille est plutôt petite, des tensions sont visibles au cou, à la gorge, aux mâchoires et au pelvis. Le visage est quant à lui rond et ouvert.

Les yeux sont grands, ronds, ouverts et reflètent l'innocence d'un enfant.

Le vocabulaire correspondant pourrait s'apparenter à : « être digne », « être indigne », « petit », « gros ».

Les individus se rapprochant de ce morphotype auraient fréquemment honte d'eux-mêmes et des autres, ou peur de faire honte. Ils n'aiment pas aller vite. Ils connaissent leurs besoins, mais ne les écoutent pas. Ils prennent beaucoup sur eux et jouent aux parents protecteurs. Ils compensent et se récompensent avec de la nourriture.

L'alimentation est caractérisée par le choix d'aliments riches en gras et par le chocolat. Ils sont boulimiques et ont honte de s'acheter ou de manger des « gâteries ».

Éveil de la blessure : elle apparaîtrait dans la petite enfance, entre 1 et 3 ans avec le parent qui s'est le plus occupé de son développement physique. Elle se caractérise par un manque de liberté et une sensation d'humiliation liée au contrôle parental.

Plus grande peur : la liberté.

La trahison : physique du contrôlant

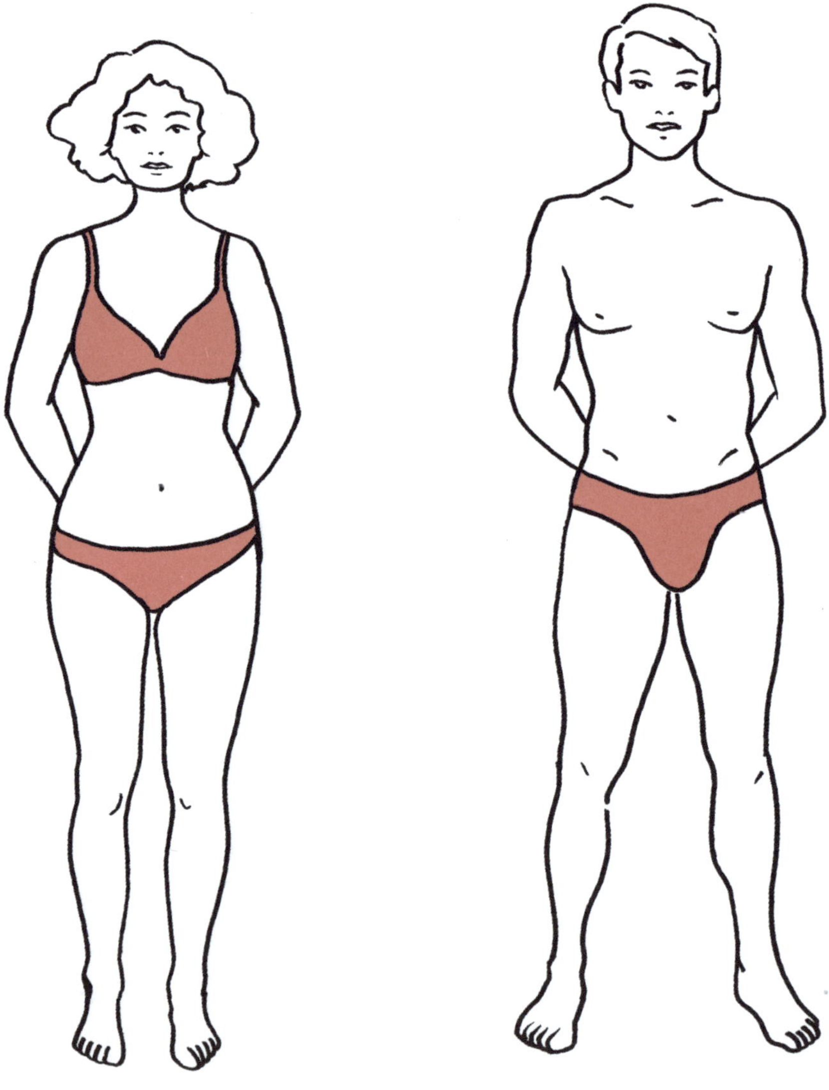

Le corps exhibe les notions de force et de pouvoir. Chez les hommes, les épaules sont plus larges que les hanches. Chez les femmes, les hanches sont plus larges et fortes que les épaules. La poitrine est tombée et le ventre légèrement bombé.

Les yeux voient tout rapidement et le regard est intense et séducteur.

Le vocabulaire fréquemment utilisé serait : « dissocié », « je suis capable », « laisse-moi faire seul », « je le savais », « fais-moi confiance », « je ne lui fais pas confiance ».

L'individu correspondant à ce morphotype se considérerait comme responsable et fort, cherchant à être spécial et important. Il mentirait facilement, serait manipulateur et séducteur. Il est d'humeur inégale, est persuadé d'avoir raison et essaie de convaincre les autres. Il est impatient et intolérant. Il comprend et agit rapidement. Il est performant pour être remarqué. Il est comédien et se confie difficilement, évitant ainsi de montrer sa vulnérabilité.

L'alimentation est caractérisée par un bon appétit. Il mange rapidement, ajoute sel et épices. Il peut se contrôler lorsqu'il est occupé, mais perd le contrôle par la suite.

Éveil de la blessure : elle apparaîtrait dans la petite enfance, entre 1 et 4 ans avec le parent du sexe opposé. À ce moment-là, la confiance peut être brisée car des attentes en termes d'amour peuvent ne pas avoir été perçues et restées sans réponse. Il peut également y avoir un jeu de manipulation.

Plus grande peur : la dissociation, la séparation, le reniement.

L'injustice : le physique du rigide

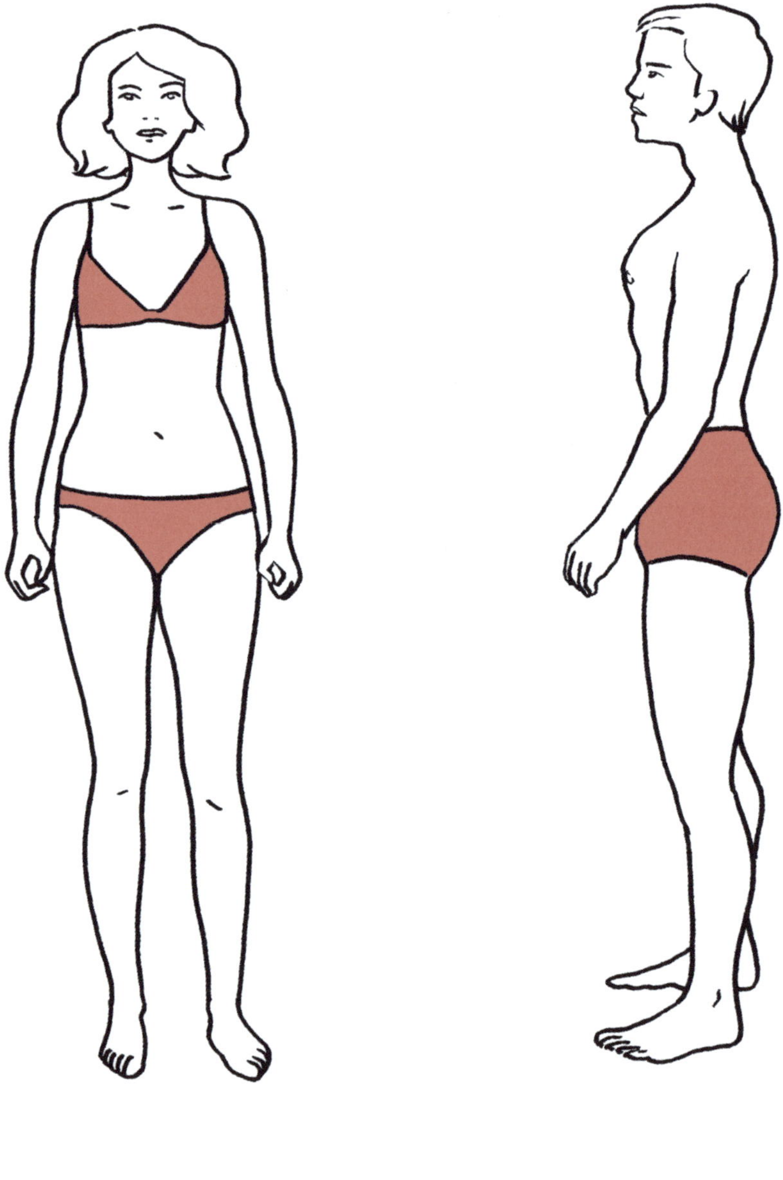

Le corps est assez droit, rigide avec des allures de perfection. Il est bien proportionné avec des fesses rondes. La taille est petite et serrée par des vêtements ou des ceintures. Les mouvements sont stricts, la peau est claire, la mâchoire est serrée, le cou raide.

Le regard est brillant et vivant, les yeux sont souvent clairs.

Le vocabulaire correspondant reprendrait les expressions suivantes : « pas de problème », « toujours » ou « jamais », « très bon » ou « très bien », « très spécial », « justement », « exactement », « sûrement », « d'accord ? ».

Le caractère type serait perfectionniste, envieux. Il se couperait de son ressenti, croiserait souvent les bras. Il frise la performance pour être parfait. C'est un optimiste dans l'âme, vivant et dynamique. Il se justifie beaucoup et éprouve des difficultés à demander de l'aide. Il peut rire pour rien afin de cacher sa sensibilité. Le ton de la voix est souvent raide et sec. Il n'admet pas qu'il vit des problèmes et doute de ses choix. Il trouve injuste d'en obtenir moins et encore plus injuste d'en recevoir plus que les autres. Il est difficile pour lui de se faire plaisir sans se sentir coupable. Il s'en demande beaucoup et ne respecte pas ses limites. Il se contrôle, aime l'ordre, est rarement malade et est dur pour son corps.

L'alimentation est caractérisée par une préférence pour le salé. Il aime tout ce qui est croustillant. Il se contrôle pour ne pas grossir. Il se justifie et a honte lorsqu'il perd le contrôle.

Éveil de la blessure : elle apparaîtrait dans la petite enfance, entre 4 et 6 ans avec le parent du même sexe. Une pression importante est posée sur l'enfant pour qu'il devienne performant et parfait, ce qui bloque le développement de l'individualité.

Plus grande peur : la froideur.

La façon dont le corps stocke la graisse peut également être un élément révélateur de ce que nous vivons. Sa répartition peut être inconsciemment utilisée pour se protéger, s'assurer de rester en sécurité. Cette lecture est également fondée sur des constatations empiriques qui peuvent nous conduire à de nouvelles réflexions.

Selon Olivier Soulier, le gras a différentes utilités pour l'humain : il servirait à se protéger du froid et à accumuler des réserves de calories, à stocker des hormones ou encore à fabriquer des anticorps. Il stocke ainsi un potentiel et un moyen de réalisation. Nous mettrions inconsciemment des couches de gras aux endroits où nous nous sentons faible, là où la vie nous fait peur, pour nous protéger de l'insécurité.

Chaque zone où est répartie de la graisse aurait une symbolique :

La taille représenterait la capacité d'engagement et de décision face au monde, tout en étant en accord avec soi. Elle constituerait l'élément central, notre centrage. La taille est également un espace qui délimite le haut et le bas du corps qui, par analogie, représenterait le rapport entre le ciel et la terre (association notamment utilisée en médecine chinoise).

- La taille fine ou très marquée : la taille de guêpe représenterait des individus qui sont très centrés sur leurs propres désirs. Ils auraient des personnalités parfois fonceuses, avec un grand sens pratique qui servirait avant tout leurs intérêts.

- La taille haute : les personnes à taille haute seraient plus prudentes, éprouveraient des difficultés à prendre des décisions et s'engageraient avec précaution.

- La taille basse : ces personnes agiraient rapidement et se lançant même parfois tête baissée sans prendre le temps de la réflexion. C'est la pulsion qui dirigerait la décision.

• L'absence de taille : cela signifierait que les individus ne sont pas centrés sur eux-mêmes et sur leurs objectifs de vie. Il serait ainsi difficile de prendre des décisions et de les prendre en fonction de soi. Cette absence de taille est souvent due à la présence de graisse abdominale :

- Les poignées d'amour seraient caractérisées par des zones de graisse sur les côtés de la taille. Cette zone correspondrait à la dépendance et apparaîtrait souvent quand la vie de couple s'installe.

- La graisse sur la zone lombaire renverrait à une peur mêlée à une sensation de faiblesse face à la vie.

- Le petit ventre entre l'ombilic et le pubis traduirait une façon de maintenir en permanence le contact avec le ventre et les émotions de l'autre.

- La graisse abdominale retranscrirait le fait que les émotions sont sensibles, précieuses et qu'elles doivent être protégées.

- Le gros ventre serait une manière de mettre les émotions à distance, de les isoler en les entourant de graisse. Il s'agirait de s'en protéger pour ne pas être envahi.

- La bouée abdominale est une graisse externe qui fait le tour de l'abdomen. Elle représenterait une coquille de protection liée directement à la mère et à la peur de vivre sa vie.

→ Les hanches constituent une zone qui protège latéralement le bassin. Elles seraient la représentation même du mariage, de la famille et de la maternité.

→ Les cuisses représenteraient la sécurité et le besoin indéfectible de sécurité.

→ La culotte de cheval est une zone de graisse à la face externe des cuisses. C'est une réserve que posséderaient les femmes pour allaiter en cas de manque de nourriture. Elle est présente chez toutes les femmes, mais prend plus ou moins de l'importance en fonction des personnes. Elle peut être assez marquée chez les femmes qui ont ressenti dans leur enfance la sensation d'être abandonnées ou pas suffisamment nourries, au niveau physique ou affectif. Beaucoup de femmes qui ont une culotte de cheval auraient eu des carences affectives de la part de leur mère, sans avoir pu trouver de compensation avec leur père.

- La barre trochantérienne : cette zone correspond au creux que certaines femmes ont entre les hanches et la culotte de cheval. Elle représenterait la peur de l'abandon qui peut être comblée grâce à la relation de couple ou à la rencontre d'un ou d'une partenaire.

- Les fesses représenteraient la séduction avec leur galbe qui traduit l'appel sexuel.

- La cellulite, souvent présente sur les membres inférieurs, représenterait la peur de perdre sa maison, sa protection et sa sécurité. La cellulite comprendrait un mélange de graisse qui serait une couche de protection et d'eau qui serait une couche d'émotions non évacuées.

Selon cette vision, la graisse serait présente à titre d'anticipation. Elle traduirait ainsi des peurs, des émotions cachées qui ne sont pas nécessairement entendues et écoutées. Si l'on suit cette logique, il serait donc possible de modifier son physique tout au long de la vie en travaillant sur ses ressentis et ses émotions pour s'en libérer durablement. Il n'est alors pas rare de voir des zones de stockage de graisse s'estomper, disparaître ou migrer doucement vers une nouvelle zone, comme une balise GPS de nos états d'âme.

Les formes de notre corps et leur apparition peuvent également être reliées à des traumatismes vécus dans l'enfance, l'adolescence ou à l'âge adulte. Elles peuvent témoigner d'une souffrance, de non-dits ou encore constituer une barrière de protection du monde extérieur.

Il n'est pas rare que le corps soit façonné à la suite de remarques et réflexions blessantes venant de personnes dont l'avis compte. Dans le souci de bien faire, les parents se permettent par exemple de faire des commentaires sur l'apparence physique de leurs enfants, faisant à ce moment-là simplement transparaître leurs propres complexes, peurs ou diktats de la société du paraître.

Parmi les traumatismes, on retrouve les personnes agressées sexuellement, qui sont nombreuses à souffrir de troubles avec leur alimentation susceptibles de conduire à l'anorexie ou la boulimie[30]. Ces troubles sont les symptômes d'une atteinte de l'intégrité physique et psychique de la personne qui en est victime. Le rapport entre abus sexuels et troubles alimentaires est troublant, car plus de 50 % des personnes ayant subi ce type d'abus développeraient des troubles du comportement alimentaire. Le lien entre les deux réside dans le rapport au corps.

D'autres traumatismes peuvent se cristalliser sur le corps, comme le harcèlement (souvent scolaire), un accident de vie, la perte d'un être cher, un changement brutal de vie...

Dans le cas de prise de poids à des endroits spécifiques du corps, cette « enveloppe » peut être vue comme un cocon, une protection qui empêche d'être vu de l'extérieur. Elle permet consciemment ou inconsciemment de ne pas être désirable, ou de ne pas se sentir désirable. Elle devient un gage de tranquillité, comme une armure. À l'inverse, elle peut être utilisée comme un moyen de ne pas perdre le contrôle de sa vie, car si j'ai le corps dont je rêve et qui correspond à qui je suis, « Que vais-je devenir ? », « Quels choix vais-je faire ? ». Il peut se cacher derrière une prise de poids l'appréhension d'envoyer valser sa vie pour répondre à ses désirs et à ses envies les plus profonds.

---

30. Ali Rebeihi, émission « Grand bien vous fasse ! », « Sexe et nourriture », France Inter, 19 juin 2018.

Quand notre corps parle

Nous parlons très peu des conséquences des déséquilibres du comportement alimentaire sur la santé. Il ne s'agit pas ici de générer de la culpabilité ou du stress, mais simplement de mettre en perspective les répercussions qu'ils peuvent avoir sur notre organisme.

Les liens de cause à effet sont timidement abordés par le corps médical, qui est peu formé aux troubles alimentaires en dehors de l'anorexie et de cas de boulimie identifiés. Pourtant, les témoignages de malades commencent à émerger, comme celui de Jeanne Deumier[31], à qui on a diagnostiqué une maladie de Crohn.

De plus en plus de personnes souffrent aujourd'hui d'une relation déséquilibrée avec leur alimentation et il semble primordial que les professionnels de santé en prennent la mesure pour agir en amont et éviter que ces troubles génèrent l'apparition de certaines maladies.

Il est évident que les troubles du comportement alimentaires ne sont pas les seuls incriminés dans le déclenchement de ces pathologies dont la liste présentée ici est d'ailleurs non exhaustive. Néanmoins, il paraît aujourd'hui hypocrite de réfuter leur impact sur la santé et sur le développement de ces maladies qui augment significativement depuis quelques décennies.

Les troubles digestifs et le déséquilibre du microbiote

L'apparition de troubles digestifs est très fréquente lorsque la relation avec l'alimentation est déséquilibrée : on mange souvent vite sans prendre le temps de mâcher, on avale des quantités de nourriture importantes, on choisit des produits souvent très sucrés et gras (de bonne ou de moins bonne qualité). Si nous mangeons

31. Jeanne Deumier, *Diagnostiquée Crohn : changer d'alimentation m'a changé la vie*, Flammarion, 2009.

toutes les trois heures, nous ne laissons pas de répit à nos organes de digestion, qui n'ont pas le loisir de se reposer et de se régénérer (à part durant la nuit si la digestion est terminée au moment du coucher). Certaines personnes vont également avoir recours à des laxatifs naturels ou chimiques de façon plus ou moins répétée qui vont irriter les muqueuses intestinales et affecter le mucus.

Il est aujourd'hui avéré qu'une consommation importante de certains produits transformés peut altérer le mucus et le microbiote intestinal. Ce sont principalement les émulsifiants présents dans les produits qui en sont la cause. Si ces produits ont une concentration en sucres et en gras importante, cela va aggraver la perturbation de tout l'écosystème intestinal pouvant entraîner une pullulation de bactéries pro-inflammatoires et constituer le nid du *Candida albicans*[32]. Cette prolifération peut à son tour avoir des répercussions sur la qualité du mucus intestinal, qui va se dégrader et endommager la paroi intestinale, composée d'une fine couche de cellules appelées les « entérocytes ».

À noter : le microbiote intestinal est connu pour jouer un rôle au sein des fonctions digestives, mais aussi métaboliques, immunitaires et neurologiques.

La dysbiose

La dysbiose intestinale est caractérisée par un déséquilibre notoire du microbiote : une réduction de la diversité et de la richesse bactérienne au profit d'un excès de bactéries opportunistes. Elle peut être induite par des facteurs génétiques et environnementaux, comme une alimentation trop riche ou de mauvaise qualité ou peu variée. La plupart des personnes souffrant de troubles avec leur

32. Levure vivant à l'état naturel dans les muqueuses de l'être humain. S'il se développe en trop grande quantité, il peut engendrer des infections fongiques (candidoses) essentiellement au niveau des muqueuses digestives et gynécologiques.

alimentation sont sujettes à ce genre de déséquilibre en raison de leur façon de se nourrir.

Cette dysbiose peut se manifester de différentes manières : mauvaise haleine, reflux gastro-œsophagiens, ballonnements, douleurs abdominales, alternances de constipations et de selles molles voire liquides, des envies irrépressibles de sucre, des troubles cutanés, des allergies, des syndromes prémenstruels chez la femme, de la fatigue chronique, des troubles psychiques...

La candidose

Nous entendons de plus en plus parler de la candidose, qui se caractérise par la surreprésentation d'une levure, *Candida albicans*, dans un premier temps au niveau du microbiote. Ce déséquilibre est souvent induit dans l'alimentation par une surconsommation d'amidons, de sucres ou de levure. Lorsque *Candida albicans* se multiplie, il devient un véritable parasite et peut coloniser tout le tube digestif, de la bouche à l'anus. D'une levure, il se transforme en mycélium et développe un réseau de filaments capables de pénétrer les muqueuses et tissus sur lesquels il grandit. Lorsqu'il parvient à pénétrer à travers la paroi des intestins, il sécrète des toxines qui se propagent dans l'organisme, affectant alors l'immunité. Sa surreprésentation provoque des symptômes similaires aux dysbioses intestinales et peut également entraîner des vertiges, des confusions mentales, une perturbation de la dopamine, des mycoses vaginales ou encore du muguet (mycose buccale).

Le stress et l'anxiété

Un déséquilibre du microbiote[33] peut expliquer une plus grande sensibilité ressentie face aux éléments stressants de la vie.

33. Un déséquilibre de la flore peut être défini par une perte d'une partie de l'écosystème bactérien dû à des traitements antibiotiques réguliers par exemple, à une mauvaise alimentation conduisant à un amoindrissement de la diversité des micro-organismes, à une surreprésentation de certaines levures ou bactéries comme le *Candida albicans* ou encore à une dysbiose intestinale.

De plus en plus de recherches mettent en avant le fait que notre microbiote joue un rôle prépondérant dans le fonctionnement des aires cérébrales qui régulent notre stress (l'axe hypotalamo-hypophyso-surrénalien). Ainsi, plus l'équilibre de notre flore sera altéré, plus notre réaction face au stress pourra être importante, avec une forte concentration sanguine de cortisol, principale hormone du stress. Nous savons aujourd'hui qu'un stress chronique peut être le berceau de maladies psychiatriques telles que les troubles de l'anxiété et la dépression.

Les troubles de l'humeur

Comme abordé précédemment dans la section consacrée à la modification du microbiote (voir page 74), un microbiote déséquilibré peut conduire à la perturbation de certains neuro-transmetteurs comme la dopamine et la sérotonine (influencées par la production de métabolite émanant de certaines bactéries et micro-organismes).

La dopamine est sécrétée entre 8 et 10 heures du matin. C'est elle qui nous permet d'avoir de l'énergie, de la motivation et de l'entrain. C'est le principal neurotransmetteur impliqué dans le fonctionnement du circuit de la récompense, qui, s'il est trop sollicité, peut conduire à toutes sortes d'addictions comme une dépendance à la nourriture.

La sérotonine est, elle, considérée comme l'hormone du bonheur et du lâcher-prise qui permet de prendre du recul dans notre vie, de ralentir en fin de journée et de préparer l'arrivée du sommeil.

Il est courant que les personnes souffrant de troubles alimentaires soient en carence d'au moins un de ces deux neurotransmetteurs. Cette insuffisance se traduit par des variations d'humeur, un manque d'entrain, un attrait pour toute sorte de dépendances, ou encore des envies de sucre importantes en fin de journée.

Les carences micronutritionnelles

Une altération de la muqueuse intestinale et de ses villosités peut engendrer des carences d'ordre micronutritionnel, car ces villosités permettent l'absorption des nutriments (avec une surface équivalente à la dimension d'un terrain de tennis).

Si son fonctionnement est endommagé, notre organisme ne sera pas nécessairement à même d'assimiler tous les nutriments qui sont présents dans le bol alimentaire. Peuvent alors apparaître des carences en fer, en acides gras essentiels, en protéines ou encore en magnésium. Ces manques pourront alors à leur tour avoir des répercussions sur le fonctionnement d'autres organes comme les glandes endocrines, dont la thyroïde.

Ces carences peuvent également être dues à des régimes alimentaires stricts comme ceux excluant les gras ou les glucides pour à tout prix éviter de prendre du poids.

L'hyperperméabilité intestinale

Quand le mucus intestinal est dégradé et qu'il n'est plus à même de filtrer les agents présents dans le tube digestif, c'est la paroi intestinale qui va à son tour être touchée. Cette paroi censée être perméable uniquement pour des nutriments choisis par notre organisme va devenir hyperporeuse et laisser passer des molécules, des bactéries ou encore des virus dans les réseaux sanguins et lymphatiques. Cette surcharge va par « effet ricochet » augmenter le travail du foie, qui nettoie le sang en temps réel, demander plus de travail aux émonctoires[34] pour accomplir leur mission d'élimination, et sursolliciter le système immunitaire, qui sera en alerte permanente pour neutraliser tout ce qui est reconnu comme « ennemi de l'organisme ».

---

34. Organes permettant l'évacuation des déchets organiques et les sécrétions surabondantes ou nuisibles. En naturopathie, les émonctoires sont : les reins, les intestins, le foie, la peau, les poumons et l'utérus.

Si l'hyperperméabilité s'installe, l'organisme va se fatiguer et ne plus être à même de « faire le ménage » en neutralisant et éliminant tout ce qui n'a pas pu être filtré par les intestins. Le corps va alors se retrouver en inflammation chronique, qui est la porte d'entrée de nombreuses maladies contemporaines.

Les allergies et les intolérances alimentaires

Les aliments ultra-transformés sont très présents dans notre alimentation contemporaine et sont souvent consommés en quantité importante par les personnes ayant des troubles alimentaires. Ils représentent aujourd'hui 80 % de l'offre à laquelle nous avons accès en supermarché[35] et les rayons diététiques, bio, végétariens ou véganes ne font pas figure d'exception. Il s'agit donc des gâteaux, pizzas, plats préparés, mais aussi des steaks végétariens, saucisses véganes et des gâteaux sans gluten. Ces produits alimentaires subissent plusieurs étapes de transformation qui leur confèrent un fort pouvoir allergisant. Ces procédés changent la nature des produits naturels en provoquant l'apparition de petits peptides[36] identifiés par notre système immunitaire comme des éléments étrangers potentiellement toxiques et nocifs pour notre organisme. La multiplication de ces allergènes dans notre corps mêlés à ceux de notre environnement augmente significativement le risque de développer des allergies alimentaires et/ou environnementales. Ces réactions peuvent aussi se traduire par des intolérances alimentaires qui apparaissent au fil du temps puisque le système immunitaire surréagit car il ne fait plus la différence entre des peptides provenant de protéines alimentaires transformées et des agents pathogènes.

---

35. Lanutrition.fr, « Qu'est-ce qu'un aliment ultra-transformé ? ».

36. Molécules constituées d'acides aminés (eux-mêmes composants des protéines).

Les Mici, les maladies inflammatoires chroniques de l'intestin

Comme décrit précédemment, les troubles alimentaires peuvent générer des bouleversements au niveau de tout l'écosystème intestinal, qui, quand il ne remplit plus son rôle de barrière, peut être le berceau d'un terrain inflammatoire favorisant l'apparition de Mici. Ces pathologies telles que la maladie de Crohn ou la rectocolite hémorragique sont caractérisées par une inflammation d'une partie de la paroi intestinale directement liée à une hyperactivité du système immunitaire du système digestif. La recherche actuelle pointe du doigt des prédispositions génétiques, mais également des facteurs environnementaux tels que l'alimentation. Il n'est en effet pas rare que des personnes atteintes par ces maladies témoignent d'un rapport conflictuel avec la nourriture.

Les dérèglements hormonaux

Les dérèglements hormonaux chez les femmes qui souffrent de troubles alimentaires sont courants. Nous pouvons citer l'aménorrhée, qui correspond à l'absence de règles notamment chez les personnes anorexiques ou sous-alimentées, chez qui la masse graisseuse n'est pas assez importante pour fabriquer des œstrogènes[37]. Ce déficit en œstrogènes induit une surreprésentation des androgènes[38], ce qui provoque l'arrêt des règles et souvent l'apparition de caractéristiques physiques telles qu'une pilosité plus abondante, de l'acné, une peau grasse... Nous pouvons également évoquer la dysménorrhée, qui signifie la présence de cycles irréguliers et la présence de syndromes prémenstruels[39] qui sont induits par une surreprésentation d'œstrogènes par rapport à la progestérone en deuxième partie de cycle.

---

37. Hormone féminisante sécrétée par les ovaires.

38. Hormone qui favorise le développement de caractères sexuels mâles comme la testostérone.

39. Ils se caractérisent par un ensemble de symptômes physiques et émotionnels qui surviennent de 2 à 7 jours avant les règles : poitrine sensible, fatigue, irritabilité, gonflement du bas-ventre, maux de tête...

Ces dérèglements ont des causes multiples telles que les carences en acides gras, des carences micronutritionnelles, une mauvaise détoxification des œstrogènes et des androgènes par le foie, qui est surchargé (possiblement en partie à cause d'une perméabilité intestinale).

Les dérèglements des glandes endocrines, dont la thyroïde

Comme vu précédemment, les troubles alimentaires peuvent favoriser le déséquilibre de l'écosystème intestinal, qui peut lui-même engendrer une inflammation chronique de l'organisme ainsi que des carences micronutritionnelles par défaut d'absorption qui sont le terreau des hypo- et hyperthyroïdies. En effet, celles-ci surviennent lorsque l'organisme manque d'iode[40], de fer, de zinc, de sélénium ou encore de tyrosine. Son fonctionnement peut également être altéré par un stress oxydatif[41] élevé qui peut lui-même être généré entre autres par un microbiote déséquilibré, en plus d'un rythme de vie non adapté.

40. Uniquement pour l'hypothyroïdie.

41. Il correspond à l'agression des cellules par des radicaux libres.

Les ateliers du mieux-vivre

Retrouver

DU COURAGE, DE LA CLARTÉ ET DE LA SÉRÉNITÉ

Bienvenue dans cette partie consacrée au passage à l'action !

Maintenant que nous avons balayé les explications et les pistes possibles qui conduisent à l'alimentation émotionnelle, nous allons voyager en son cœur pour que vous puissiez faire la paix avec votre alimentation et retrouver votre liberté.

Vous ne trouverez pas ici de plan alimentaire ou d'indications sur la meilleure façon de vous alimenter. Ce livre ne vous apportera pas un nouveau cadre préconçu, mais vous invitera à le construire pour trouver ce qui est juste pour vous, aussi bien en termes de plaisir que de santé mentale et physique. Un beau chemin vers la connaissance de soi-même.

Les étapes proposées sont à suivre de préférence dans l'ordre, qui a son importance. Rien ne vous empêche néanmoins de jeter un coup d'œil à l'ensemble si vous êtes piqué par la curiosité !

Retracer son histoire alimentaire

Cette étape va vous amener à retracer les origines de votre alimentation ainsi que vos habitudes passées et présentes. Il s'agit d'identifier votre héritage et le chemin que vous avez parcouru jusqu'ici. En somme, tout ce qui constitue votre identité de mangeur.

Je vous invite à prendre votre temps pour répondre à toutes les questions suivantes. N'hésitez pas à interroger vos proches pour comparer vos souvenirs et interprétations. C'est une belle opportunité pour créer des conversations qui pourront vous éclairer et pourquoi pas vous apporter de nouvelles briques d'informations et de compréhension.

Quelle était la place de l'alimentation dans votre famille lorsque vous étiez enfant ?

Où les personnes avec qui vous viviez faisaient les courses ?

Comment et par qui était préparé ce que vous mangiez ?

Est-ce qu'il y a des plats ou des aliments qui revenaient souvent ? Lesquels ?

Où et comment est-ce que vous aviez l'habitude de manger ? Qui était présent ?

Y avait-il des traditions culinaires familiales, notamment pour les jours plus festifs ?

Y avait-il des rituels particuliers ? Par exemple, la pizza du vendredi soir ?

Est-ce que les adultes qui vous ont élevé avaient des croyances particulières envers l'alimentation et la façon dont vous deviez vous nourrir ?

Comment était votre relation à l'alimentation, enfant ? Est-ce que vous aimiez manger ? Étiez-vous un ou une enfant facile qui goûtait à tout, ou au contraire est-ce que vous aviez tendance à beaucoup trier ?

Est-ce qu'il y avait des aliments que vous affectionniez particulièrement ?

Avez-vous des souvenirs liés à la nourriture dans votre enfance, votre adolescence ? Si oui, lesquels ?

Avez-vous perçu des différences avec les enfants qui vous entouraient ?

Avez-vous entendu dans votre enfance et dans votre adolescence des remarques liées à votre alimentation qui vous ont marqué ?

Y a-t-il d'autres éléments qui vous viennent à l'esprit que vous aimeriez noter ?

Aujourd'hui, quelle place a l'alimentation dans votre vie ?

Avec quels mots pouvez-vous aujourd'hui définir la façon dont vous vous nourrissez ? (Essayez d'avoir une vision objective, sans juger ni utiliser de mots qui ont une charge négative.)

Comment vous sentez-vous avec votre alimentation aujourd'hui ? Qu'est-ce qui vous convient et qu'est-ce qui vous convient moins ?

Avez-vous des pulsions ou des lubies alimentaires ? Si oui, détaillez le plus possible : à quelle fréquence et de quelle nature ?

Dans quel contexte vos envies arrivent-elles ? Où êtes-vous le plus souvent ? Avec qui ?

Quelles sont les émotions et sensations physiques qui y sont associées ? Qu'est-ce que vous ressentez ?

Si vous ne savez pas répondre à cette question, observez-vous : qu'est-ce que je ressens dans mon corps, qu'est-ce que je me dis ? Faites de votre mieux.

Est-ce qu'au cours de votre vie certaines personnes vous ont collé des étiquettes de « mangeur » dont vous avez du mal à vous défaire ? Si oui, lesquelles (par exemple : « bon coup de fourchette », « gourmand », « ne sait pas s'arrêter », « difficile »...) ?

Est-ce que vous pensez que ces étiquettes vous définissent encore ? Qu'est-ce qui vous empêche de vous en détacher et de vous en débarrasser ?

Si vous deviez dessiner votre alimentation, à quoi ressemblerait-elle ?

Soyez créatif, cela peut être un paysage avec plein de détails, un personnage, un animal, un objet, une forme, une couleur... Toutes les options sont possibles...

C'est le moment de dessiner !

Il ne s'agit pas de réaliser une œuvre d'art, juste de représenter cette fois-ci sans mots votre alimentation.

Connaître son alimentation

Nous pensons connaître notre alimentation, savoir ce que nous mangeons et les quantités que nous choisissons, mais sommes-nous vraiment honnêtes ? Il n'est pas rare d'omettre les quignons de pain que nous grignotons, les plats que nous goûtons allègrement en cuisinant (et quel délice !) ou encore les petits carrés de chocolat qui nous tombent un à un dans les mains. Nous n'avons ainsi pas nécessairement conscience de tout ce que nous mangeons tous les jours, et c'est bien normal.

Je vous invite ici à regarder pendant quelques jours votre routine alimentaire avec attention, sans essayer de vous contrôler ou de changer vos habitudes. Simplement observer, poser de la conscience sur ce que vous décidez de manger et la façon dont vous nourrissez votre organisme. Cette observation ne nécessite pas de durer plus de quelques jours. Je vous conseille de ne pas dépasser une période d'une semaine, sinon vous risquez de tomber dans une logique de contrôle avec un carnet alimentaire qui au fil du temps vous coupera de l'écoute de vos sensations au profit d'une mentalisation constante.

Posez simplement de la conscience et laissez infuser. Ce sont parfois les petites choses qui amènent de grands changements.

Où est-ce que vous faites vos courses ? Par choix, par habitude ?
Est-ce un plaisir ou une contrainte ?

Quel budget hebdomadaire allouez-vous à votre alimentation (pensez bien à cumuler courses, boulangeries, sorties au restaurant, courses d'appoint...) ? Quelle part de votre revenu cela représente-t-il ?

Et si vous répertoriez les aliments que vous aviez chez vous en ce moment à portée de main ? Ouvrez les placards, le frigo et faites la liste. Pas de complexes à avoir, personne ne vous regarde.

Quels sont les aliments que vous mangez le plus souvent ? L'idée est d'avoir une vision des aliments que vous consommez au quotidien, en général une vingtaine de produits ressortent.

Pour chacun des aliments que vous avez notés, je vous invite sincèrement à vous demander[1] :

- Je le mange par habitude ou parce que je l'aime ?
- Si je l'aime, qu'est-ce que j'apprécie ?
- D'où vient-il (géographiquement) ?
- Comment a-t-il été produit/transformé ?
- Comment est-il arrivé jusqu'à moi ?
- À qui va l'argent que je dépense pour l'obtenir ?
- Est-il emballé ? Dans quels matériaux ?
- Qu'apporte-t-il à mon corps ?

Ces questions profondes permettent de visualiser votre alimentation autrement que des produits posés sur un étal de supermarché. Ils sont bien plus que cela et leur impact social, environnemental et sur votre santé peut être significatif (dans un sens comme dans un autre).

Maintenant que vous avez une idée globale de votre cadre alimentaire et des choix que vous faites (ou faisiez), place à l'observation de votre quotidien !

Je vous invite à noter tout ce que vous mangez pendant quelques jours (ou une journée si cela vous suffit). Soyez honnête avec vous-même. Ne voyez pas cet exercice comme un contrôle et une punition, mais comme une chance pour gagner en clarté. Vous allez voir, c'est assez amusant et parfois surprenant. On mange souvent plein de choses sans même s'en apercevoir.

Néanmoins, si cet exercice génère trop de stress pour vous, passez à l'étape suivante et considérez-le comme une opportunité de vous positionner et de dire non.

---

1. Concept transmis par Eudes Séméria dans *Les pensées qui font maigrir*, Albin Michel, 2019.

Jour ....

7h
7h30
8h
8h30
9h
9h30
10h
10h30
11h
11h30
12h
12h30
13h
13h30
14h
14h30
15h
15h30
16h
16h30
17h
17h30
18h
18h30
19h
19h30
20h
20h30

Jour

7h
7h30
8h
8h30
9h
9h30
10h
10h30
11h
11h30
12h
12h30
13h
13h30
14h
14h30
15h
15h30
16h
16h30
17h
17h30
18h
18h30
19h
19h30
20h
20h30

Jour

7h

7h30

8h

8h30

9h

9h30

10h

10h30

11h

11h30

12h

12h30

13h

13h30

14h

14h30

15h

15h30

16h

16h30

17h

17h30

18h

18h30

19h

19h30

20h

20h30

Calibrer ses objectifs

Si ce livre est entre vos mains, c'est probablement que vous en attendez quelque chose. Peut-être des clés de compréhension, des pistes, mais il doit y avoir autre chose, des envies plus profondes.

Je vous propose donc maintenant de réfléchir à vos objectifs à l'égard de votre alimentation et de pousser votre raisonnement afin de comprendre pourquoi tout cela est réellement important pour vous.

Alors pourquoi ce travail ? Parce que, bien souvent, nous restons en surface : « Je voudrais ne plus penser à mon alimentation. » « Je voudrais manger sereinement, comme tout le monde. » « J'aimerais ne plus avoir de fringales. » « J'aimerais arrêter de faire le yoyo. » Aller en profondeur va vous permettre de garder une motivation profonde qui ne s'envolera pas en quelques jours. Vous allez vous connecter à vos profonds désirs et aspirations. Un mot d'ordre : rêvez grand !

Listez au moins 25 objectifs liés à votre alimentation. Oui, oui, 25 au moins, creusez-vous la tête et prenez votre temps. L'objectif de cette réflexion est de prendre de la hauteur et d'oser exprimer ce que l'on souhaite vraiment. Ces objectifs peuvent être généraux comme très concrets. Si vous bloquez après quelques objectifs, vous pouvez vous poser les questions suivantes : « Qu'y aurait-il de plus grand ? D'encore plus grand ? Et quoi d'autre ? » Il est fort possible que vous sortiez du cadre de l'alimentation (exemple : oser faire ceci ou cela).

- ____________________
- ____________________
- ____________________
- ____________________
- ____________________

Une fois répertoriés, classez-les par ordre d'importance et de priorité.

1 ______________________________

2 ______________________________

3 ______________________________

4 ______________________________

5 ______________________________

6 ______________________________

7 ______________________________

8 ______________________________

9 ______________________________

10 ______________________________

11 ______________________________

12 ______________________________

13 ______________________________

14 ______________________________

15 ______________________________

16 ______________________________

17 ______________________________

18 ______________________________

19 ______________________________

20 ______

21 ______

22 ______

23 ______

24 ______

25 ______

Pour chacun des 10 premiers objectifs (ou plus), listez 3 raisons pour lesquelles ils sont vraiment importants pour vous.

- ______
  - ______
  - ______
  - ______
- ______
  - ______
  - ______
  - ______
- ______
  - ______
  - ______
  - ______

- ______________________________
  - ______________________________
  - ______________________________
  - ______________________________
- ______________________________
  - ______________________________
  - ______________________________
  - ______________________________

Amusez-vous à retranscrire ces objectifs sur une feuille A4. Notez-les, faites ressortir les mots-clés qui sont significatifs pour vous. Mettez-y de la couleur, de la gaieté et laissez parler votre créativité. Une fois ce document réalisé, je vous invite à le placer dans un endroit stratégique de votre lieu de vie pour que vous puissiez le lire et vous en imprégner matin et soir. Ne l'oubliez pas, lisez-le avec conscience tous les jours comme si c'était la première fois et ressentez ce que cette vision vous procure comme sensations physiques.

Cet exercice vous connecte à votre « destination », là où vous êtes en train d'aller (peut-être y êtes-vous déjà un peu plus chaque jour ?). Sa puissance est grande, car il vous apporte de la clarté et du courage, qui donneront le *la* à chacune de vos journées.

Qualifier ses valeurs autour de son alimentation

Nous sommes tous habités de valeurs qui correspondent à des éléments qui sont vraiment importants pour nous, qui nous définissent et nous constituent. Cependant, lorsque nous y prêtons attention, nous observons souvent un décalage entre les valeurs que nous chérissons et ce que nous appliquons vraiment dans notre vie quotidienne, notamment concernant notre alimentation.

Dans cette section, je vais vous inviter à identifier vos valeurs et à observer la façon dont elles sont retranscrites dans votre façon de manger.

Je vais vous inviter à lire les valeurs suivantes et à entourer sans réfléchir celles qui vous semblent familières et justes. Il ne s'agit pas de cocher celles qui sont socialement valorisées, mais celles qui vous ressemblent et vous font vous sentir vivant.

Cette liste n'est pas exhaustive, n'hésitez pas à ajouter des valeurs.

Abondance
Acceptation
Accomplissement
Adaptabilité
Altruisme
Ambition
Amitié
Amour
Amusement
Appartenance
Apprentissage
Audace
Autonomie
Aventure
Beauté
Bienveillance
Bonheur
Calme
Clarté
Cœur
Cohérence
Communauté
Compassion
Confiance
Courage
Créativité
Curiosité
Découverte
Dépassement de soi
Détente
Détermination
Dignité
Discipline
Disponibilité
Diversité
Douceur
Dynamisme
Éducation
Efficacité
Élégance
Empathie
Énergie
Engagement
Enthousiasme
Équilibre
Espoir
Fiabilité
Fidélité

Fierté	Légèreté	Perfection	Sécurité
Force	Liberté	Persévérance	Sérénité
Générosité	Lien	Présence	Simplicité
Gratitude	Nature	Reconnaissance	Sincérité
Habileté	Optimisme	Respect	Solidarité
Harmonie	Organisation	Responsabilité	Spiritualité
Honnêteté	Ouverture d'esprit	Rêver	Stabilité
Humilité	Paix	Richesse	Succès
Humour	Partage	Rigueur	Vérité
Intuition	Passion	Sagesse	Vitalité
Justice	Patience	Santé	

Parmi les valeurs que vous avez entourées, choisissez-en cinq qui sont les plus importantes pour vous. Pour chacune d'elles, répondez aux questions suivantes :

Valeur 1 :

- Qu'est-ce que cette valeur signifie pour vous ?

- Comment pouvez-vous décrire cette valeur ?

- Dans votre monde idéal, comment se matérialiserait-elle dans votre vie ?

- Est-ce que cette valeur est mise en pratique dans votre alimentation ?

  - Si oui, comment ? Pourriez-vous aller plus loin ?

  - Sinon, quelles actions pourriez-vous engager pour qu'elle le soit ?

Valeur 2 :

- Qu'est-ce que cette valeur signifie pour vous ?

- Comment pouvez-vous décrire cette valeur ?

- Dans votre monde idéal, comment se matérialiserait-elle dans votre vie ?

- Est-ce que cette valeur est mise en pratique dans votre alimentation ?

  - Si oui, comment ? Pourriez-vous aller plus loin ?

  - Sinon, quelles actions pourriez-vous engager pour qu'elle le soit ?

Valeur 3 :

- Qu'est-ce que cette valeur signifie pour vous ?

- Comment pouvez-vous décrire cette valeur ?

- Dans votre monde idéal, comment se matérialiserait-elle dans votre vie ?

- Est-ce que cette valeur est mise en pratique dans votre alimentation ?

  - Si oui, comment ? Pourriez-vous aller plus loin ?

  - Sinon, quelles actions pourriez-vous engager pour qu'elle le soit ?

Valeur 4 :

- Qu'est-ce que cette valeur signifie pour vous ?

- Comment pouvez-vous décrire cette valeur ?

- Dans votre monde idéal, comment se matérialiserait-elle dans votre vie ?

- Est-ce que cette valeur est mise en pratique dans votre alimentation ?

  - Si oui, comment ? Pourriez-vous aller plus loin ?

  - Sinon, quelles actions pourriez-vous engager pour qu'elle le soit ?

Valeur 5 :

- Qu'est-ce que cette valeur signifie pour vous ?

- Comment pouvez-vous décrire cette valeur ?

- Dans votre monde idéal, comment se matérialiserait-elle dans votre vie ?

- Est-ce que cette valeur est mise en pratique dans votre alimentation ?

  - Si oui, comment ? Pourriez-vous aller plus loin ?

  - Sinon, quelles actions pourriez-vous engager pour qu'elle le soit ?

Nos valeurs sont des guides puissants qui, si nous les écoutons, peuvent nous permettre d'atteindre nos objectifs.

Je vous invite à lister à nouveau toutes les actions que vous pourriez mettre en place dans votre vie à court ou à long terme pour que vos valeurs soient honorées dans votre façon de vous alimenter. Vous pouvez les classer par ordre d'importance ou de priorité.

Retrouver de l'énergie positive

Maintenant que vous avez une vision claire de votre alimentation et de ce que vous souhaitez accomplir, je vous propose de remettre du vivant et de l'énergie dans votre corps pour que vous ayez le courage d'amorcer un changement durable. On y va ?

Étape 1 : tester la micronutrition pour jouer sur la production de dopamine et de sérotonine.

Comme nous l'avons vu dans la première partie de ce livre :

- la dopamine est un neurotransmetteur qui nous donne de l'énergie, de l'entrain et du dynamisme pour toute la journée. Son pic dans le corps arrive en moyenne entre 8 heures et 10 heures du matin. Quand nous nous sentons fatigué, déprimé, las dès le matin, il est fort probable que nous manquions de dopamine ;

- la sérotonine est, elle, le neurotransmetteur qui nous permet de ressentir du bien-être et de la légèreté. Elle délivre son message au cerveau aux alentours de 16 ou 17 heures. C'est justement l'heure à laquelle beaucoup de personnes témoignent d'une envie irrépressible de manger (souvent du sucré) pour se détendre. Il est ici fort probable que la sérotonine n'ait pas délivré son message d'apaisement au corps.

• Zoom sur la dopamine

Pour avoir un maximum d'énergie le matin, nous pouvons aisément soutenir la production de dopamine avec notre alimentation.

Pour fabriquer de la dopamine, notre corps a besoin de tyrosine, qui est un acide aminé présent dans les protéines. Si vous souhaitez soutenir votre organisme pour qu'il puisse « appuyer sur la pédale d'accélérateur » dès le matin, vous pouvez opter pour un petit déjeuner protéiné le matin en y ajoutant du « bon gras » pour ne pas avoir faim, et pourquoi pas des glucides avec un index glycémique bas.

Quelles que soient vos préférences et convictions alimentaires, il y en a pour tous les goûts. Voici quelques exemples de sources qui peuvent vous inspirer. Amusez-vous, testez différents petits déjeuners et soyez attentif à la façon dont vous vous sentez et vivez votre journée. Les changements durables s'acquièrent par l'expérience.

N.B. : peu importent vos choix, je vous conseille une alimentation non transformée et d'origine biologique ou raisonnée et locale.

Protéines	**« Bon gras »**	**Glucides à index glycémiques bas**
Viandes comme le jambon (attention à la provenance et à la quantité de chair animale consommée hebdomadairement)	Oléagineux et purée d'oléagineux sans sucre ajouté : noix de Grenoble, amandes, noisettes, noix de cajou, noix du Brésil…	Avoine nature
Poissons comme le saumon fumé, la truite ou encore les sardines (attention à la provenance)	Avocats (attention à leur provenance, les avocats sont extrêmement traités lorsqu'ils ne sont pas d'origine biologique)	Pain de petit épeautre
Œufs avec le jaune coulant de préférence d'origine biologique ou avec l'appellation « Bleu blanc cœur »	Graines : tournesol, courge…	Pain au levain naturel

Protéines	« Bon gras »	Glucides à index glycémiques bas
Fromages avec une préférence pour les fromages de brebis et de chèvre		
Faisselles avec une préférence pour les fromages de brebis et de chèvre		
Yaourts nature de lait animal ou de boisson végétale		
Graines de chia		
Spiruline		
Houmous		
Quinoa		

N.B. : attention aux sucres le matin comme le miel, le sucre dans le café ou le jus d'orange, car ils font varier votre glycémie, ce qui provoque une sensation de faim deux heures après.

Idées de petits déjeuners :

1. Yaourt nature avec de la cannelle, de la purée de noisettes, des oléagineux, des graines de chia, et en option des flocons d'avoine.
2. Œufs au plat avec du curcuma, de l'avocat et des oléagineux.
3. Tranches de pain au petit épeautre avec du fromage de chèvre et de la purée d'amandes.

Pas d'indication pour les quantités, cela n'est pas un régime. Écoutez-vous et adaptez les quantités en fonction de votre faim et de vos envies. Autorisez-vous à vous faire confiance et à explorer votre meilleure façon de manger.

Zoom sur la sérotonine

La sérotonine nous permet de nous apaiser en fin de journée et de favoriser la production de mélatonine, qui est l'hormone bien connue du sommeil. Les précurseurs qui permettent la fabrication de la sérotonine, dont le tryptophane, passent la barrière hémato-encéphalique de notre cerveau en fin de journée, mais ils ne sont pas les seuls à faire ce trajet, ce qui peut minimiser leur passage.

Imaginez une station de péage d'autoroute en plein mois d'août, difficile pour les camions qui transportent les matières premières de la sérotonine de passer. Mais si un vendeur de glaces arrive, beaucoup de véhicules vont être attirés et se diriger vers lui. La voie sera alors libre pour que nos fameux camions passent le péage !

Si l'on vulgarise, il se passe sensiblement la même chose dans l'organisme si nous mangeons quelque chose de sucré aux alentours de 16-17 heures : les autres neuro-hormones en compétition avec les précurseurs de la sérotonine vont être attirées vers d'autres endroits du corps. Les éléments constituant la sérotonine auront alors tout le loisir d'atteindre le cerveau à l'heure où l'organisme la fabrique.

Pour favoriser la production de sérotonine : manger quelque chose de sucré en fin de journée. Faites-vous plaisir en respectant vos envies et votre faim. Gardez en tête que votre santé est une question d'équilibre sur le long terme, il n'y a donc pas d'interdits, faites-vous confiance.

N.B. : le chocolat est riche en tryptophane, qui permet la fabrication de la sérotonine.

Étape 2 : explorer d'éventuels déficits micronutrionnels.

Il est courant que nous n'ayons pas assez d'apport en tel ou tel micronutriment sans en avoir conscience, particulièrement si nous avons pratiqué des régimes sous restrictions alimentaires. Ces déficits, même s'ils ne sont pas alarmants, peuvent générer de la fatigue physique et nerveuse, et nous pousser inconsciemment à manger. Les plus courants sont : le magnésium, le fer, les oméga 3 et plus globalement les protéines.

Zoom sur le magnésium

Le magnésium est l'alimentation par excellence de nos cellules nerveuses. Lorsque nous ressentons du stress, ces cellules se contractent pour laisser sortir du magnésium pour le tempérer. Or, le problème à l'heure actuelle est que nous sommes des stressés chroniques et que la teneur en magnésium de notre alimentation moderne a drastiquement baissé.

Nous pouvons ainsi aisément nous retrouver en carence. Ce manque peut se traduire par une extrême irritabilité, de la fatigue, des crampes musculaires ou encore la paupière de l'œil qui tremble. Selon de récentes études, c'est près de 80 % de la population française qui manquerait de magnésium.

N'hésitez donc pas à vous supplémenter en magnésium et à demander l'avis d'un professionnel de santé. Préférez les formes de magnésium bisglycinate ou glycérophosphate, qui sont bien mieux assimilées par l'organisme et ne provoquent pas de désordres intestinaux.

Zoom sur le fer

Beaucoup de femmes manquent de fer, il ne s'agit pas nécessairement d'anémie, mais simplement d'un taux de ferritine plasmique[2] bas qui correspond aux réserves en fer de l'organisme. Son dosage sanguin permet de prévenir les carences. Néanmoins, un stock de fer bas, même si cela n'est pas alarmant, peut engendrer de la fatigue

2. La ferritine est la protéine qui permet le stockage du fer et qui joue un rôle clé dans son métabolisme. Le dosage de ferritine plasmique qui est indiqué sur les prises de sang correspond aux réserves tissulaires mobilisables par l'organisme. Les laboratoires considèrent que les normes se situent de 20 à 204 µg·L-1 pour une femme, et de 20 à 310 µg·L-1 pour un homme.

et impacter le métabolisme du corps. De plus en plus de médecins recommandent de se supplémenter en fer si l'indicateur se trouve en dessous de 25 µg·L-1. En naturopathie, nous considérons que pour que l'ensemble de l'organisme puisse fonctionner, la ferritine plasmique doit s'approcher de 80 µg·L-1.

En fonction de vos résultats sanguins et avec l'accord d'un professionnel de santé, vous pouvez tout à fait prendre des compléments en fer qui n'auront aucune incidence sur votre digestion et ne provoqueront pas de crampes abdominales. Pour cela, choisissez des compléments sous forme de bisglycinate ou glycérophosphate, qui seront mieux assimilés par le corps.

Zoom sur les oméga 3

Les oméga 3 sont précieux pour le bon fonctionnement de notre organisme et leurs bienfaits sont innombrables. Ils jouent entre autres un rôle clé en fluidifiant notre influx nerveux. Les déficits en oméga 3 sont courants, car les sources alimentaires disponibles sont aujourd'hui faibles dans notre alimentation, ce qui est dû notamment aux nouveaux modes de production et à la qualité de nos ressources naturelles.

Nous trouvons aujourd'hui les oméga 3 dans :

- les petits poissons gras, qui constituent la meilleure source assimilable par l'organisme : sardines, maquereaux, harengs, anchois. Nous pouvons également citer le saumon ou le thon, mais attention à leur provenance en raison de la charge de métaux lourds qu'ils peuvent contenir ;
- le jaune d'œuf coulant, particulièrement si les poules ont été nourries avec des graines de lin, riches en oméga 3 ;

- dans une moindre mesure, certaines huiles végétales peuvent venir complémenter l'alimentation : lin, cameline, chanvre, noix ou encore colza.

Zoom sur les protéines

Les protéines sont souvent les grandes oubliées des personnes qui ont des troubles alimentaires. Quand on pense « protéines », on pense souvent aux chairs animales (viandes et poissons), mais le spectre est bien plus grand.

Les protéines sont indispensables au bon fonctionnement de notre organisme, et notamment de notre thyroïde et de notre système immunitaire. À noter : le stress augmente nos besoins en protéines de près de 30 %, ce qui n'est pas négligeable. Soyez donc vigilant à en consommer suffisamment tout en pondérant leurs sources pour soutenir votre santé ainsi que la santé de notre planète.

Nous avons besoin de 0,80 g de protéines par kilo et par jour, soit 48 g pour une personne de 60 kg et 64 g pour une personne en pesant 80.

Pour vous donner un ordre d'idée :

1 œuf	6 g de protéines
100 g de viande	20 g de protéines
100 g de lentilles	9 g de protéines
100 g d'épeautre	15 g de protéines

Voici une liste des aliments qui contiennent des protéines complètes :

- œufs ;
- produits laitiers ;

- soja jaune (tofu, tempeh) ;
- quinoa, petit épeautre, amarante, chanvre.

Voici une liste des aliments qui contiennent une base protéique :

- légumineuses : lentilles vertes ou corail, haricots azuki, pois chiches, pois cassés ;
- champignons ;
- oléagineux (amandes, noix de cajou, noisettes, pistaches) ;
- algues (dont la spiruline et la klamath) ;
- graines germées et jus d'herbes ;
- pollen frais ;
- pain essène, substituts protéinés végétaux (protéines de soja, de riz, d'amandes) ;
- produits à base de soja jaune (miso, lait de soja...).

Étape 3 : cultiver votre énergie positive.

Afin de garder le cap, je vous invite à lister chaque jour au moins 3 éléments positifs par rapport à votre alimentation. Fêtez vos changements, vos réussites et vos succès. Soyez chaque jour fier de vous et du chemin accompli.

Travailler en profondeur

Il est temps d'aller travailler un peu plus en profondeur pour savoir ce qui se cache derrière vos comportements alimentaires. Nous pourrions comparer les pulsions alimentaires à un arbre qui cache une forêt, à un symptôme qui est là pour nous indiquer que quelque chose ne va pas. Allons donc explorer tout cela avec douceur.

Voici les pistes que je vous propose d'approfondir pour comprendre vos comportements alimentaires.

Je vous invite à vous observer en prenant du recul pour répondre aux questions suivantes. Il se peut que vous ayez besoin de plusieurs jours et d'y revenir plusieurs fois. Prenez votre temps, observez-vous, rien ne presse.

Quand arrivent ces pulsions alimentaires et à quelle fréquence ?

Est-ce qu'elles surviennent des jours plus spécialement ou à des moments particuliers ?

Avec qui êtes-vous à ce moment-là ?

Où vous trouvez-vous ?

Vers quels aliments vous tournez-vous ?

Quelles émotions vous traversent ?

Quelles sensations ressentez-vous dans votre corps ?

Identifiez-vous le moment précis où vous observez cette « bascule » qui vous pousse à manger ?

Quelles sont les pensées qui occupent votre esprit sur le moment ?

Que vous dites-vous à propos de vous sur le moment ?

Selon vous, quels seraient les déclencheurs ?

Depuis quand ces comportements sont-ils arrivés ?

Pouvez-vous les relier à un ou plusieurs événements de votre vie ?
En avez-vous déjà parlé ?

Si la nourriture devait vous aider à éteindre un feu qui grandit en vous, comment le décririez-vous ?

Si vous avez des difficultés à répondre à ces questions, vous pouvez pratiquer cette ronde d'EFT, issue d'une intervention faite au Congrès virtuel de l'EFT[3].

L'EFT, *Emotional Freedom Technique*, ou, en français, « technique de libération émotionnelle », est une méthode qui permet de mieux appréhender son stress au quotidien, de se libérer durablement de pensées toxiques ou de souvenirs difficiles. C'est une méthode dite « psychocorporelle » parce qu'elle mobilise à la fois les pensées et le corps. Elle allie la parole et la stimulation de certains méridiens situés sur le visage, le torse et parfois sur les mains. Son action est puissante, car elle permet de se libérer d'émotions qui nous parasitent depuis de nombreuses années. C'est comme « sortir ses poubelles émotionnelles ». Nous faisons de la place en nous allégeant d'un poids considérable.

3. *En finir avec l'alimentation émotionnelle*, Julie Rogeon, mai 2020, www.lecongreseft.com

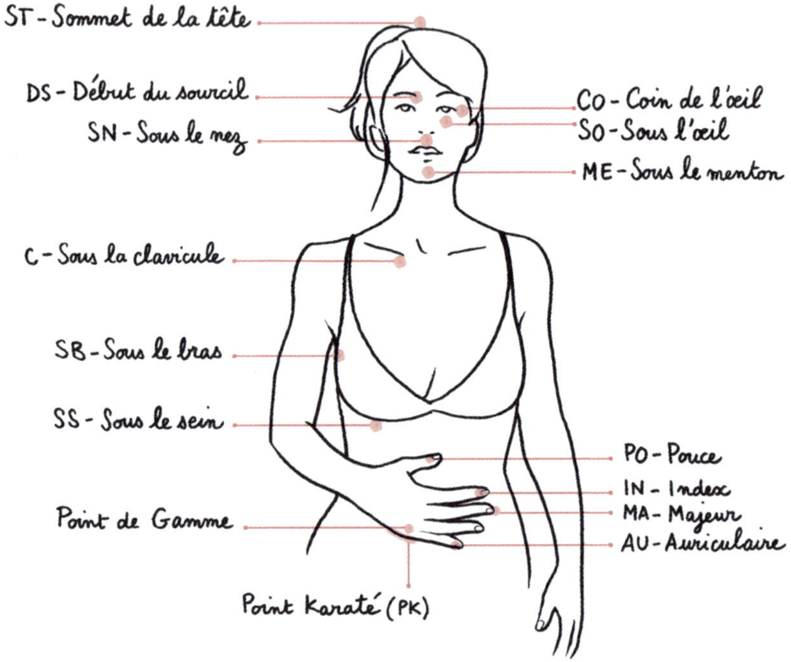

Tapotez à l'aide de vos doigts les points indiqués en disant à voix haute les phrases proposées. N'hésitez pas à adapter les phrases à votre situation.

PK : Même si j'ai parfois du mal à comprendre ce qui m'arrive et pourquoi je mange, je m'aime et je m'accepte.

PK : Même si c'est difficile de prendre du recul quand je ressens un besoin intense de manger, je m'aime et je m'accepte.

PK : Même si je me sens parfois dépassé par ces envies de manger, je m'aime et je m'accepte.

ST : Je ne comprends pas ce qui m'arrive.

DS : Pourquoi je me rue vers la nourriture ?

CO : Qu'est-ce qui se joue en moi ?

SO : Qu'est-ce qui provoque ces envies de manger ?

SN : Je ne sais pas y répondre.

ME : Ou peut-être que j'ai des idées.

SC : Mais ce ne sont que des pistes.

SB : C'est comme si à ce moment-là,

SS : j'étais en pilote automatique

ST : déconnecté de mes émotions

DS : de mon corps

CO : de mes pensées

SO : je ne maîtrise plus rien.

SN : Je veux juste manger.

ME : Je n'arrive pas à prendre du recul.

SC : Je n'y pense même pas sur le moment.

SB : Et *a posteriori*,

SS : je me demande pourquoi j'ai fait ça.

ST : Et j'en ai marre de ce schéma.

DS : J'aimerais que ça change.

CO : Que je puisse gagner en clarté.

SO : Parce que si je mange,

SN : c'est que j'ai quelque chose à combler,

ME : que j'ai besoin de m'apaiser.

SC : Et si je pouvais savoir pourquoi,

SB : je pense que cela pourrait m'aider,

SS : à mieux comprendre mes besoins,

ST :et à y répondre autrement,

DS : qu'avec la nourriture.

CO : J'en ai vraiment envie.

SO : C'est important pour moi.

SN : Alors aujourd'hui,

ME : je décide,

SC : et je choisis,

SB : de m'observer,

SS : de m'écouter.

ST : La prochaine fois que j'aurai envie de manger,

DS : je décide d'observer,

CO : ce qui se passe en moi.

SO : Quelles sont mes sensations corporelles ?

SN : Est-ce que je ressens des tensions ?

ME : Est-ce que je me sens frustré ?

SC : triste ?

SB : stressé ?

SS : en colère ?

ST : Ou est-ce que je m'ennuie ?

DS : Dans quelle situation je me trouve ?

CO : Avec qui je suis ?

SO : Est-ce que je rumine quelque chose ?

SN : Pourquoi est-ce que je ressens le besoin,

ME : de me remplir avec de la nourriture ?

SC : Ça fait plein de pistes à explorer,

SB : de questions à me poser.

SS : Peut-être qu'il me faudra un peu de temps,

ST : pour répondre à tout ça.

DS : Et c'est bien normal.

CO : C'est tout nouveau pour moi,

SO : mais je m'engage à m'auto-observer.

SN : Au moins pendant quelque temps,

ME : pour faire la lumière sur ce que je ressens,

SC : sans juger ce que j'observe,

SB : même si c'est inattendu,

SS : que ça me dérange.

ST : Je m'ouvre à la possibilité

DS : d'avoir un regard neutre,

CO : d'être patient,

SO : parce que je sais,

SN : que tout cela va m'aider,

ME : que c'est une étape nécessaire,

SC : et que j'en suis capable,

SB : parce que je suis plein de ressources

SS : et déterminé.

Maintenant que vous avez gagné en clarté, je vous invite à vous demander ce que vous n'avez pas encore mis en place dans votre vie qui pourrait vous aider à atteindre vos objectifs. Et quoi d'autre ? Listez au moins 15 idées.

Apprendre à ralentir et à se positionner

Vous l'aurez deviné au fil de votre lecture : l'immédiateté et le stress ne sont pas nos meilleurs alliés quand on parle d'alimentation émotionnelle. S'ils sont trop présents dans notre quotidien, ils peuvent insidieusement nous déconnecter de notre corps et de nos besoins profonds. Nous sommes alors constamment dans la réaction face à ce qui nous arrive et sommes préoccupés par tout ce que nous devons gérer, comme acculés par notre quotidien.

Dans ces périodes, nous oublions que nous avons le pouvoir de nous positionner, de dire non, de dire stop. Nous nous cachons derrière le fait que nous n'avons pas le choix, mais il y a forcément des sphères de notre vie dans lesquelles il est possible d'agir.

Je vous propose de chasser loin de vous le stress et l'hyperréactivité en vous créant un espace plus serein qui vous permettra d'être présent à vous-même. Il existe une multitude d'outils et de techniques qui permettent d'arriver au même résultat. L'idée est que vous alliez vers ceux qui vous attirent et avec lesquels vous avez le plus d'affinités.

Vous verrez que ces pratiques si elles sont régulières auront de grands bénéfices sur votre relation à l'alimentation. Néanmoins, l'instauration de ces nouvelles habitudes va probablement vous demander dans un premier temps de l'assiduité, de la volonté et de la persévérance. Ne lâchez pas, rappelez-vous pourquoi tout ce cheminement est important pour vous et ne perdez pas de vue vos objectifs.

Connaître ses limites

Bien souvent nous disons oui alors que tout notre corps crie non. Nous ne respectons pas nos limites parce que nous ne voulons pas déplaire, blesser, ou tout simplement par habitude sans même nous en rendre compte.

Un exercice très simple permet de visualiser où nous posons nos limites et si celles-ci nous correspondent. Inscrivez dans la première colonne ce à quoi vous dites oui, dans la deuxième ce à quoi vous dites non, et dans la troisième ce à quoi vous dites oui alors que vous auriez voulu dire non. Vous pouvez noter tout ce qui vous passe par la tête, événements marquants comme anodins de votre quotidien. Faite ensuite le bilan de ce que vous avez écrit dans la dernière colonne et demandez-vous : « Si je dis oui à ceci, alors à quoi dis-je non ? »

Oui	Non	Oui, mais non

Développer son sens critique

Au lieu de mettre notre énergie à savoir ce que nous devons manger, à cogiter sur notre apparence ou à accorder de l'importance à toute autre pensée qui crée de la charge mentale, développons notre sens critique. Demandons-nous pourquoi nous en sommes arrivé là ? Quelles sont les injonctions de la société qui nous ont poussé à être focalisé sur l'alimentation ? À qui cela profite-t-il ? Qu'est-ce que je souhaite véhiculer comme message pour les générations à venir ?

Cultivez votre sens critique, révoltez-vous, renseignez-vous, faites des recherches ou investissez-vous dans un collectif. Ce type de prises de position vous aidera à tenir le cap et à dire non aux diktats que nous impose insidieusement la société.

Garder son pouvoir

Beaucoup d'entre nous ont tendance à se peser tous les jours voire plusieurs fois par jour. C'est le chiffre qu'indique la balance qui est garant de notre humeur et de la façon dont nous allons nous apprécier devant le miroir. Est-ce que la balance me récompense ou au contraire me punit ? En se fiant à un chiffre, qui, soit dit en passant, peut varier de plusieurs kilos en fonction de ce que nous avons dans nos intestins et de la période du cycle dans laquelle se trouvent les femmes, nous remettons notre pouvoir entre les mains d'un objet. C'est lui qui dicte la loi et nous oublions d'écouter notre baromètre intérieur.

Je vous propose donc de la ranger et de vous en éloigner, vous n'avez pas besoin d'elle pour savoir si vous grossissez ou mincissez. Son invention est récente et son utilisation répandue depuis seulement quelques décennies. Nos ancêtres n'en avaient pas besoin quotidiennement, prenons exemple sur leur sagesse. Il est possible qu'au début son absence vous procure un manque, voire une pointe de stress. Tenez bon, il passera. Si l'envie de vous peser est oppressante, demandez-vous si vous souhaitez réellement remettre votre pouvoir à cet objet. Sortir de la tyrannie de la pesée sera, je vous l'assure, ô combien libérateur et vous permettra de vous réapproprier vos perceptions physiques.

Pratiquer la cohérence cardiaque

La cohérence cardiaque est une pratique de respiration qui permet de réguler physiologiquement son stress et son anxiété en seulement quelques minutes. Cette pratique fait de plus en plus parler d'elle, car elle est simple, efficace et... gratuite !

Il s'agit de respirer 5 minutes 3 fois par jour en réalisant 6 respirations par minute. Cette méthode calme rapidement le rythme cardiaque, ce qui permet au cœur de communiquer directement avec le cerveau pour lui transmettre un message d'apaisement. En effet, le cœur est à même d'envoyer des informations positives au cerveau, car il est lui-même composé de plus de 40 000 neurones ainsi que d'un réseau complexe et dense de neurotransmetteurs.

Vous pouvez prendre le temps de respirer 5 minutes avant chaque repas, par exemple, et même plus si le cœur vous en dit. N'en doutez pas, après quelques semaines, les résultats sont excellents : votre système nerveux est apaisé, tout comme votre relation à l'alimentation.

Pour vous guider dans votre respiration, vous pouvez télécharger des applications gratuites comme Kardia® ou Respirlax®.

Méditer

Pour méditer, nul besoin d'être assis en position du lotus sans bouger un cil. Vous pouvez opter pour n'importe quelle position, statique ou dynamique. Il s'agit ensuite de prendre conscience de son souffle, de ses pensées, de ses émotions, de son état. C'est un peu comme un arrêt sur image qui nous permet de nous connecter à notre état à l'instant T et de conscientiser que nous sommes vivants.

Les pratiques de méditation nous permettent de créer des automatismes pour être davantage ancrés dans le présent et conscients de ce que nous faisons et vivons plutôt que d'être dispersés et distraits. Cultiver la présence change notre relation à l'alimentation car on ne mange plus nécessairement sans s'en apercevoir. Commencez par pratiquer quelques minutes par jour, c'est déjà un grand pas. Puis vous augmenterez petit à petit vos séances en fonction de vos envies.

Pour les personnes qui souhaitent se faire accompagner, il existe de plus en plus de cercles de méditation et de cours individuels ou collectifs. De nombreuses applications ont également fleuri, comme 7mind® ou Petit Bambou® qui proposent des méditations guidées et des scans corporels.

Ne rien faire et contempler

Ne pas rien faire, mais prendre le temps de ne faire rien. C'est-à-dire s'arrêter et contempler ce qui vous entoure sans intervenir, sans interagir et ce loin de votre téléphone et de toute distraction numérique. Nous ne prenons plus jamais ce temps pour être et nous détacher de la tyrannie de l'urgence.

Vous pouvez « ne faire rien » 5 minutes par jour ou 20 minutes ou plus par semaine pour vous connecter aux sensations que cette pratique vous procure.

Pratiquer une activité

Optez pour une activité qui vous plaît et nourrit votre créativité. Pratiquez-la au moins une fois par semaine seul ou accompagné : jardinage, couture, danse, chant, écriture, balades, sport... Tous les goûts sont dans la nature. Si vous ne savez pas ce qui vous attire, pensez à ce qui vous plaisait quand vous étiez enfant. Quelles activités vous apportaient du bonheur ?

Prendre le temps de manger

Il n'est pas rare d'entendre des professionnels de santé conseiller de ralentir au cours des repas : prendre le temps de manger, de mastiquer, de « manger en conscience ». Adopter ce type de pratiques permettrait en partie de résoudre les troubles alimentaires. Cela paraît presque trop simple, alors nous passons à côté de ces suggestions ou les abandonnons en cours de route.

Pourtant, cette étape est primordiale pour se sortir durablement de l'alimentation émotionnelle. Eh oui, instaurer de nouvelles habitudes pour ralentir demande des efforts et de la persévérance. Cela prend parfois des semaines, voire des mois, avant de devenir un automatisme dont nous n'avons plus à nous préoccuper. Mais honnêtement, se rééduquer pour manger plus lentement et en conscience demande moins d'énergie que de contrôler sans cesse son alimentation. En revanche, cela demande de sortir de la culture de l'immédiateté, car les changements se font sentir petit à petit et c'est là que se trouve la clé d'un changement profond et durable.

Le jeu en vaut vraiment la chandelle, car prendre le temps de manger et de savourer les aliments que vous portez à votre bouche vous permettra également de sortir de l'intellectualisation de vos repas pour renouer avec vos sensations corporelles, dont la fameuse sensation de satiété (ou de non-faim). Bien souvent, nous pensons que nous avons perdu tous ces ressentis et que nous devons passer par notre mental pour savoir ce que nous devons manger. Il s'agit ici de retisser le lien de communication avec notre corps pour l'écouter et répondre à ses besoins sans nécessairement les intellectualiser.

Si vous n'êtes pas encore complètement convaincu, sachez que prendre le temps de manger, et donc mastiquer, vous permettra de gagner beaucoup d'énergie. Si vous mâchez, vous facilitez le travail de digestion pour vos organes, qui puiseront moins d'énergie vitale que si vous avaliez vos aliments rapidement, car ils n'ont pas à les broyer.

Nous en parlons peu : mastiquer constitue bel et bien la première étape de digestion. Nous avons tendance à la sacrifier pour manger toujours plus vite. Or, elle permet aux enzymes salivaires (imaginez de petits ciseaux) de commencer à prélever des nutriments qui sont ensuite absorbés par la bouche puis véhiculés dans le sang pour nourrir l'organisme. Ces enzymes, appelées les « amylases », dégradent les glucides (sucres). Notre alimentation occidentale étant très riche en sucres, nous avons tout intérêt à porter une grande attention à notre mastication. Et, cerise sur le gâteau, pour les personnes qui souffrent de douleurs abdominales dues à des ballonnements, le fait de mâcher peut faire disparaître ces sensations inconfortables.

Astuces à tester et à adopter pour ralentir :

1 Mangez sans faire autre chose en même temps.

Eh oui, nous avons tendance à nous « occuper » lorsque nous mangeons : regarder la télévision, écouter une émission, lire. Or, par exemple, prendre son repas devant la télévision augmenterait de 15 % les quantités que nous mangeons[4]. Soyez présent à vous-même, manger constitue une activité à part entière.

4. Dr Jean-Philippe Zermati, *op. cit.*

2 Mâchez entre 15 et 40 fois chaque aliment.
Bien évidemment, le nombre de mastications variera en fonction de ce que vous mangez. L'idée est d'avaler seulement lorsque les aliments que vous avez dans votre bouche sont réduits en bouillie. En moyenne, nous nous approchons des 30 mastications. Si vous êtes toujours la première personne à finir votre assiette, la tendance devrait s'inverser ! Et si vous mettez plus de temps à manger, vous ferez durer le bonheur, pour le ravissement de vos papilles gustatives !

3 Posez la fourchette entre vos bouchées.
Nous mangeons souvent vite parce que nous sommes pressés d'enfourner le contenu de la fourchette suivante, déjà prête. Cette habitude nous presse et ne nous laisse pas le temps de finir de bien mastiquer ce qui se trouve dans notre bouche.

Posez donc vos couverts entre chaque bouchée et libérez vos mains pour ne pas créer d'empressement. Rechargez votre fourchette uniquement lorsque vous avez avalé vos aliments.

4 Amusez-vous à explorer.

Vous pouvez aller plus loin en testant de nouvelles expériences, comme manger en tenant votre couvert avec votre main non dominante ou manger avec des baguettes. Ces astuces peuvent être très utiles au début pour ne pas oublier de ralentir.

Vous pouvez également contempler votre assiette, humer les odeurs et les couleurs, et prendre du recul en vous demandant qui a produit ces aliments et comment ils sont arrivés jusqu'à vous. Prenez le temps d'admirer, de remercier et de conscientiser ce que vous allez mettre dans votre corps et qui va ensuite vous composer.

Astuce connexe : éviter de boire des litres d'eau par jour pour vous empêcher de manger. Cette habitude bien connue des régimes est contre-productive : boire beaucoup de liquide distend l'estomac et ne favorise pas la perception de la satiété au niveau de l'estomac. Boire des quantités raisonnables vous permettra de vous connecter plus aisément avec votre faim et à votre rassasiement.

Bien s'entourer et libérer sa parole

Tout ce que vous avez découvert et exploré jusqu'à maintenant vous a peut-être suffi pour sortir de l'engrenage de l'alimentation émotionnelle. Vous pouvez aussi ressentir le besoin de vous faire aider pour atteindre vos objectifs. N'hésitez pas à vous entourer de professionnels formés à l'accompagnement des troubles alimentaires et à vous créer une tribu de soutien.

Les professionnels spécialisés

Il existe aujourd'hui une multitude de techniques d'accompagnement que vous pouvez faire en présentiel ou à distance : psychothérapies, coaching, EFT, hypnose, EMDR, naturopathie, thérapies par le corps... Renseignez-vous et choisissez la ou les personnes avec qui vous avez envie d'avancer, créez un partenariat sans pour autant remettre votre pouvoir dans les mains de quelqu'un d'autre. Il existe également de nombreux programmes en ligne qui peuvent correspondre à vos attentes.

Les tribus et les cercles de parole

Libérer sa parole est un acte thérapeutique. Il s'agit d'exprimer son vécu et ses ressentis sans attendre de conseils en retour. Les cercles de parole existent depuis la nuit des temps et se popularisent depuis quelques années. Le principe est que chaque personne s'exprime tour à tour pour « déposer sa parole » dans un cadre bienveillant où le jugement n'a pas sa place. Chaque intervention n'attend pas de commentaires de la part des autres participants, uniquement une écoute attentive et compréhensive. Écouter les témoignages des autres personnes présentes est également libérateur. Ces cercles peuvent être mixtes ou réservés uniquement aux femmes ou aux hommes. N'hésitez pas à vous renseigner pour en trouver autour de chez vous ou pourquoi pas en visioconférence.

Vous pouvez également vous créer votre tribu de soutien : des personnes en qui vous avez confiance et qui pourront vous écouter et vous soutenir dans votre démarche. Ces personnes peuvent faire partie de votre entourage ou partager des problématiques et objectifs similaires aux vôtres. Nous oublions parfois comme le lien social peut nous porter et nous donner des ailes. Mettons-le à l'honneur !

Investir en soi

La question du budget est souvent épineuse. Nous hésitons à investir dans un suivi qui nous paraît coûteux. Pourtant, nous dépensons beaucoup d'énergie et d'argent dans toutes sortes de programmes miracles, régimes ou vêtements pour nous remonter le moral. Je vous invite à vous poser les questions suivantes : que voulez-vous vraiment ? Et si investir en vous était le plus beau cadeau que vous puissiez vous faire ? Et si cet investissement était en fait une économie sur le long terme ?

Les ateliers du mieux-vivre

Clap de fin

Je n'avais pas idée que ce livre allait me faire passer par une palette d'émotions aussi variées : tristesse, compassion, révolte, indignation, incompréhension, frustration... Du début à la fin de l'écriture, j'ai revécu chaque passage de ma vie de mangeuse émotionnelle, comme pour être encore plus à vos côtés. Je vous ai imaginés à chaque instant.

Et, incroyable mais vrai, je n'ai même pas dévalisé les placards en écrivant (c'était ma grande appréhension). Sûrement des gourmandises par-ci par-là, la vie la vraie, il ne fallait pas que mes papilles gustatives s'ennuient ! Tout comme ces dernières lignes, ce livre marque la fin d'une vie de mangeuse compulsive pour me permettre de renaître en mangeuse libre.

Tout comme je viens de le faire, je vous invite à vous souvenir du moment où vous aviez ce livre en main pour la toute première fois. Quel mangeur étiez-vous ?

Prenez le temps de savourer le chemin parcouru depuis : qu'avez-vous appris et entrepris ? Qu'est-ce qui a changé dans votre vie ?

Que ce soient de petits ou de grands pas, souvenez-vous : changer un peu, c'est déjà changer beaucoup.

Je suis honorée que vous ayez choisi ce livre pour vous accompagner et je vous remercie pour votre confiance.

Remerciements

Je suis émue d'écrire ces dernières lignes.

Mes premières pensées vont vers l'équipe des éditions First qui m'a accompagnée, soutenue et accordée sa confiance : Aline Sibony et Cyrielle Londero. Un immense merci à Anne-Claire et Julia pour m'avoir montré le chemin.

L'écriture de ce livre a été une grande source de joie. Je vous ai souvent imaginé vous, chers lecteurs, avec ces lignes sous les yeux. La perspective qu'il vous apporte des clés m'a donnée tant d'élan.

Un immense merci à toutes les personnes qui m'ont encouragée au cours de ces semaines d'écriture, elle se reconnaitront sans l'ombre d'un doute.

Une douce pensée pour mon hamac et les cimes des montagnes qui m'ont fait découvrir le bonheur de l'écriture itinérante.

Merci à Jonathan d'avoir été à mes côtés tout au long de cette aventure.

Je tiens à remercier du fond du cœur mes parents Catherine et Jean-Marie, mon frère Benoît, F'dela, Karen et Raphaëlle qui ont toujours été là. Je vous aime inconditionnellement.

Enfin, je remercie de tout mon cœur toutes les personnes qui m'ont écoutée et accompagnée sans jugement au creux de ce parcours sinueux avec l'alimentation. Je sais à quel point ils sont nombreux. Je suis infiniment reconnaissante pour votre aide.

Notes

Notes

Notes

Notes

Notes

Notes

Notes

Notes

Notes

Notes

Notes

Notes

Notes

Notes

Notes

Notes

Notes

Notes

Notes